タイトルから読みトレ!

最速 医学英語論文読解パワーアップ術

石野祐三子／秋田カオリ 著

中外医学社

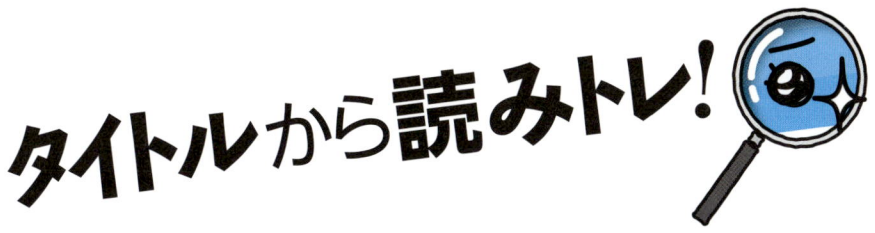

もくじ

第1章
ゴールを決めろ！

1-1 英語ができるようになるために，今すぐできるたった 1 つのこと

「英語ができたらなあ…」

そう思っているあなた，

もしかして，英語リピーターですか？

英語リピーター？

リピーターというのは“repeater”，文字通り訳すと「繰り返す人」です．

ホテルやレストランのリピーターというと，そこへ足繁く通ってくるお客さんのことを指します．あるいは，ある化粧品のリピーターといえば，その商品を何度も何度も購入して愛用している人のことを言います．

このような好ましい意味合いで使う場合もあれば，そうでない場合もあります．

たとえば，最近問題になっているメタボ・リピーター．

メタボが好きで続けている人たち，ではなくて，メタボから抜け出せない人たちを指します． 2008 年から特定健康診査，略して特定健診，いわゆるメタボ健診が始まりました．これは，かいつまんで説明すると，健診受診者を健診結果で「メタボ群」「メタボ予備群」「非メタボ群」の 3 群に分け（註），それぞれに対し適正な対策を施すというものです．ここで「メタボ群」や「メタボ予備群」と判定された場合，特定保健指導を受けていただくことになります．

診療所勤務医である私が担当しているのは，主として結果の説明と生活指導です．ほとんどの人は「できるだけ自力で（薬などに頼らず）よくしたい」とおっしゃいます．

じゃ，そのために何か自分でやっていることがありますか？と尋ねてみます．すると，

テレビで見た流行のダイエット DVD．買ってきて，やっているところだ
近所のジムに通い始めたところだ
犬を飼って，毎日，犬の散歩に行くようにしているところだ
……

何とも頼もしい！のですが，非常に残念ながら，このように答える人のほとんどには，また翌年お目にかかることになります．メタボ指導のリピーター，すなわちメタボ・リピーターの誕生です．

メタボ・リピーターは特定保健指導をやっている側からすると頭の痛い集団です．リピーター歴 5 年という強者も存在します．

あんなに熱く語っていたアナタはどこへ消え失せたの？
なぜ，今年もメタボのままなの？

理由は簡単です．わかりますよね？

結局，続かなかったから．

「健康」って，実は漠然としたものなんです．そもそも，健診でひっかかって来るような人は，日頃自分ではそれなりに健康だと思っているわけで，そこからさらに「健康」を目指せと言われても，実感としてつかめるわけがないのです．それでも，みなさん，「健康」を目指してスタートを切ります．まあ，1 カ月くらいは続きます．問題はそのあと．

註：正確には，それぞれ「積極的支援群」「動機付け支援群」「情報提供群」に該当します．

やれどもやれども「健康になっている」という手応えがないんですね．まるで，「砂漠の蜃気楼」を追いかけてるような気がして，ふと足を止めてしまうのです．そしてまた，次年度の健康診断で指摘される，やってみる，挫折する，我ながらげんなりする，という悪循環に陥ります．

こういうタイプのリピーター，メタボだけじゃないんです．

胸に手を当ててよーく思い出してみましょう．

英語！

英語で日記を書いてみた
　英語教材買ってみた
　　ネイティブの先生についてみた
　　　学習アプリで毎日単語覚えられるよう設定した
　　　　……

身に覚えがありますね．

数週間はやった
　調子出てきた
　　これなら続けられそうな気がした
　　　ちょっと飽きてきた
　　　　いつの間にかやらなくなった

しばらくたって，また別のヤツ始めた
　数日やった
　　挫折した（エンドレス）……

立派なリピーターです．

始めてはみるものの，終わったためしがない，その不完全燃焼感が，**次の**

教材を手に取らせています．はっきりいって，**英語の無限周回路**に入り込んでいます．このままでは，一生，そこでぐるぐるしている可能性が高いです．でも，そこで，「自分は意志が弱い」とか「やる気がない」とか，自分を責めないでくださいね．**あなたが悪いわけでは決してありません．**

そもそも，**「英語ができる」というのも**「健康な体」同様，漠然として，つかみどころがない，もっと言えば，**実体のない幻みたいなもの**なんです．

どれだけやっても（まあ，やってない場合も多いんですが），英語って「できる」って言い難いです．TOEIC で満点取っても「英語できない」感に苛まれている人がいるという話を聞くと，**「英語ができる」って都市伝説の一種か，**とすら思えてきます．

だけど，

なんとか脱出したい．**英語ができるようになりたい．**

そうですよね．
堂々巡りの無限ループから自力で脱出し，はっきりと「英語ができる」と自認するために，あなたが今すぐできることは，たった 1 つしかありません．それは，

ゴールラインを引くこと．

終わりがなければ終わりを作っちゃう，それに尽きます．
「自分の英語のゴールはここ」と具体的かつ明瞭に設定します．それが唯一の脱出策です．

ただし，ゴールまで**最短で一気に抜ける**にはちょっとしたコツや押さえどころがあります．次の項からは，そのゴール設定や，ゴールまでの「勝利のブレイクダウン」などについて，詳しくナビゲートしていきます．はぐ

れないで，しっかりついてきてくださいね.

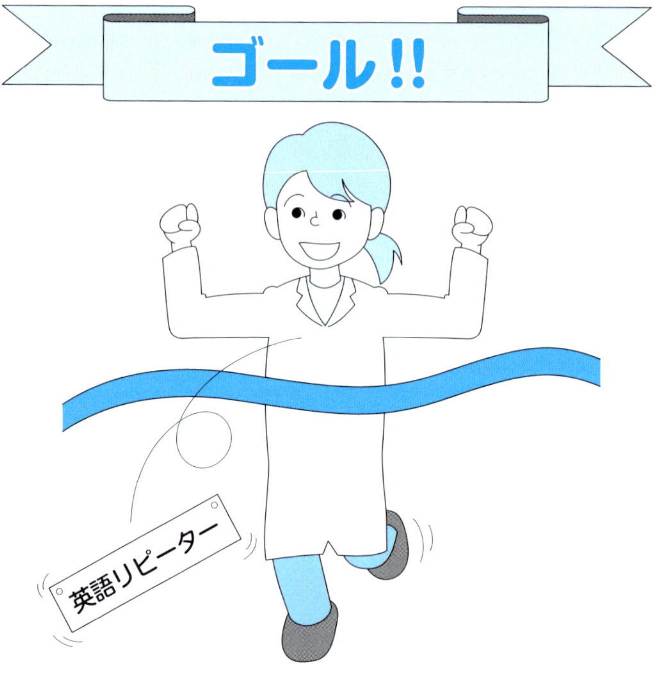

1-2 4つの「英語力」

まずは，あなたの**目指す「英語」をはっきり**させましょう．

英語でどうしたいか？を自分にしっかりと問いかけてみます．英語で何をやっている自分が思い浮かびますか？　それによって，目指すゴールラインが見えてきます．

【シーン1】

家族で海外旅行をしたとき，現地のレストランで，英語で注文している自分，ですか？　臆せずさらっとオーダーできたらかっこいいですよね．お父さん（あるいはお母さん），すっごーい，と尊敬の眼差しを受けて，ちょっとばかり鼻高々，な気分！
→そんなあなたは，**「話す力」**がゴール！

【シーン2】

話題になってた洋画，iTunesで配信されるのを見ようと思ったら，字幕版しかなかった．だめじゃん，とあきらめずに，吹き替えなしでも楽々わかって，楽しめる．ちょっとすてきな決めゼリフも聞き取って拾うことができた．
→そんなあなたは，**「聞く力」**がゴール！

【シーン3】

Facebookのニュースフィード[註]に，ごきげんな写真が流れてきた．ハワイ在住の写真家Mr. Somebodyからのさわやかな1枚だ．いいね！を押した後，一言英語でクールなコメントを入れる．

註：自分自身や友達が投稿した近況や写真，それに対するコメントなどが表示される画面です．（http://f-navigation.jp/glossary/newsfeed.html）

→そんなあなたは，**「書く力」**がゴール！

【シーン 4】

ちょっと気になるグッズがあって，探したら海外通販で手に入ることがわかった．サイトはもちろん英語．ここでひるまず，グッズの説明と購入方法，送料もろもろをチェックして，クリック．友達はまだ誰も持ってなくて，それどうしたの？って質問責めにあった．
→そんなあなたは，**「読む力」**がゴール！

今，英語の 4 つの力について，それぞれ例を挙げました．

うーん，**どれもぴんとこない**ぞ．

そう思ったあなたは**自分のことがとてもよくわかっている人**です．

どういうことか，というと，上の事例はすべて，「余暇」に発生することです．医師であるあなたの，ほぼ 24 時間は，病院がらみの出来事で占められています．家族旅行とか映画とか，そういうのは「特別なイベント」です．そんな，レアなイベントのためにモチベーションを持ち続けられるかというと…ですよね？

では，病院がらみで，もう一度，事例を考え直してみましょう．

【シーン 1】

ある日の外来診察室．次の患者さんは，げ，アルファベットの名前だ．ということは……英語をしゃべる患者さんが入ってきた！　でも，大丈夫．滞りなく，主訴を聞き取り，診察して，診療を終えることができた．
→こういうドクターを目指すなら，**「話す力」**！

【シーン 2】

学会（もちろん国内）に行ったら，海外で活躍中のドクターの招待講演をやっていた．もちろん，英語でプレゼンだ．10 年くらい前は同時通訳がついていて，そのためのレシーバーも貸し出してくれてたけど，今や学会もグローバル化．英語オンリーだ．でも，大丈夫．ジョークも聞き取れて，笑いどころで笑えたし，現地の最新情報も得られた．

→こういうドクターを目指すなら，**「聞く力」**！

【シーン 3】

貴重な症例を担当した．病態を解明する上で有用だ，ということで，症例報告を書くことになった．指導医からの注文は，「もちろん英語でね」．でも，大丈夫．ソッコー書き上げて，アメリカの一流誌に投稿した．アクセプトされるといいな．

→こういうドクターを目指すなら，**「書く力」**！

【シーン 4】

担当した症例のサマリーを書く．最後に考察をつけなくてはならない．文献が必要なので指導医に相談したら，どっさりくれた．全部，英語で書かれている．でも，大丈夫．サマリーに使えそうな部分を探して飛ばし読み．知識も増えたし，サマリーも完成．

→こういうドクターを目指すなら，**「読む力」**！

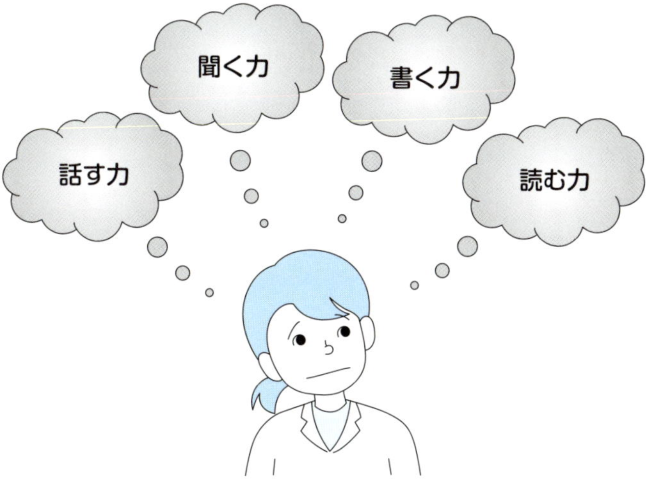

今のあなたに必要な力は？

今，4 つの**「英語ができるドクター像」**を提示しました．あなたはどれを目指しますか？　どれを選ぶかは全く任意ではありますが，ゴール到達までのモチベーションを維持するという意味から，大切なポイントがあります．それは，

自分の現実生活に，その力がどの程度必要となるか

ということです．

> **人間の能力には限界があって寿命も限られているのであるから，必要なだけの英語ができればよく，それで十分なのである．**
>
> （『外国語上達法』岩波新書，千野栄一）

外国人の外来患者，学会の招待講演，論文執筆，そして文献参照．この 4 つのうち，あなたの日常業務で最も遭遇しやすいのはどれですか？　その答えが，今，あなたに必要なゴールです．

4 つの中で一番「あり」そうなシーンが選べたら，次へ進みましょう．

1-3 「読む力」をゴールに

どうですか？

なんでもまんべんなく学び，オールラウンド・プレーヤーとなるよう教育されてきた医師にとって，英語力4つはどれも重要に見え，この中から1つだけ選ぶのは難しく感じるかもしれませんね．しかし，ここは**「選択と集中」**が肝心です．

> **成果をあげるための秘訣を一つだけ挙げるならば，それは集中である．成果をあげる人は最も重要なことから始め，しかも一度に一つのことしかしない．**
>
> （『経営者の条件』ダイヤモンド社，P. F. ドラッカー，上田惇生訳）

私自身の病院勤務医生活を振り返ると，最も必要だったのは，最後の「読む力」でした．20年弱，大学病院および関連施設に勤務しましたが，英語を話す外国人患者が外来に現れたのは5回未満でしたし，学会に行けるのは年に数回でしかも招待講演を毎回聴講したわけではありませんでした．論文も書きましたが，毎月1本仕上げて投稿するほどの猛者にはなれませんでした．しかし，日々の診療や治療，特に院内症例カンファレンスでのプレゼンテーションに向けて，目を通しておかなくてはいけない最新文献はたいてい英語で書かれていました．だから，いつも医局の机の上には英語文献があり，隙間時間を見つけては読んでいました．

その体験を基に4つの英語力を眺めたとき，**医者にとってまず必要なのは「読む力」**だと思うのです．

そして，この本の最終章で触れますが，**最初に「読む力」をマスター**

すると，そこから残りの 3 つの力へベクトルを伸ばしていくのは，意外にスムーズに進みます．

グローバル化した社会で今求められているのは英語で発信できる能力であり，そのためにはまず「読む力」が重要であると，通訳者として活躍し，NHK の英語講座の担当経験もある鳥飼玖美子氏は述べます．

> **読む力がなければ書くことも出来ず，聞いて理解することも出来ないし，まともな内容のある話だって出来ません．**
>
> （『国際共通語としての英語』講談社現代新書，鳥飼玖美子）

さらに，「読む力」を選ぶと，モチベーションの維持につながる「達成感」がしばしば得られるというご褒美がつきます．つまり，日常臨床で「英文を読まざるを得ない」機会が多いため，やればやっただけ，英文に遭遇する度にその効果が実感できます．わずかでも「前進してる感覚」があると明日も続けられますよね．

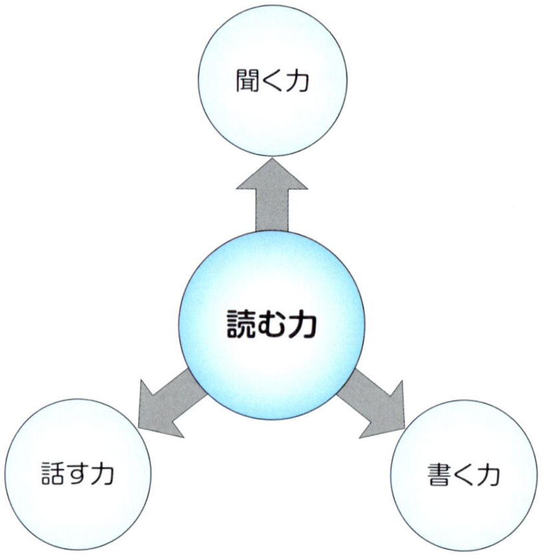

読む力からベクトルを伸ばす

もちろん，あなたが今いる環境によっては，ほかの3つの力のどれかが今すぐ必要ということもあるでしょう．そのような緊急事態に今まさに陥っているという場合には，この本を置いて，その目的にあった，ほかの優れた英語教材にあたっていただくことをおすすめします．なお，残りの3力について「読む」から発展させていく方法については第3章で触れます．もし，そこまで緊急性がなければ，**まずは「読む力」から始めましょう．**

さあ，目指すゴールも決まりました．
次からは，ゴールへの最短コースを順次説明していきます．

1-4
英語が「読めない」3 つのワケ

前の項で，この本で目指すゴールを

英語を読む

に設定しました.

英語，読めないんだよなあ.

ぼやく声が聞こえますよ.
ここで，一度，現状を把握しておきましょう.

どうして，あなたは英語が「読めない」のか？

それをはっきりさせておきます.

英語が「読めない」のには 3 つのワケがあります.
すなわち，あなたは英語に，

1. **心で負けてる**
2. **技で負けてる**
3. **体で負けてる**

のです.

順番に解説しましょう.

1. 心で負けてる

英語に「心で負けてる」というのは，**精神的に英語を「拒否（キョヒ）ってる」状態**をいいます．

英語が「読めない」人は，受験期から今に至るまで，「英語文」にいい思い出がありません．最初は，中学の英語の時間に当てられてうまく訳せなかった，くらいのほんの小さなキズだったかもしれません．しかし，テストを重ねるたびに出てくる英語文は長文化し，自分でも意味不明な訳文を書いてしまうようになってしまいました．もちろん，ひどい点数で，あるいは大学受験の足を引っ張った科目だったかもしれません．苦手意識からか，今でも英語文を見た瞬間に頭が真っ白になるような気がします．1回でもこのようにパニクってしまうと，その記憶は深くトラウマ化して，「私は，英語，読めないんだ」と思いこんでしまうようになります．これが英語文と遭遇する度に繰り返されるわけですから，まさにネガティブ・イメージトレーニングに励んでいるのと同じことです．

自分で自分に呪縛をかけている，これが英語に「心で負けてる」状態です．

2. 技で負けてる

英語に「技で負けてる」というのは，**「方法が間違っている」状態**をいいます．

たとえば，「英語を読めるようになる」という目的で，英字新聞やNewsweek誌などの英語雑誌の購読を始める人がよくいます．志はよしとしますが，果たしてどのくらい目を通しているでしょうか．最近では電子配信があるので，机の上に未開封のそれらが天高く積み重なっているということは少なくなったのでしょうが，それでもいわゆる「未読しかも無期限課金状態」というケースも…….そもそも，こうした一般英語誌で取り扱う内容は国際問題や経済問題が主です．日本語で書いてあったって滅多にきちんと読まないようなものを英語で読むでしょうか？

手段の選択を間違ったがために結果が出ない，これが英語に「技で負けてる」状態です．

3．体で負けてる

英語に「体で負けてる」というのは，**「英語を読んだ量が圧倒的に足らない」状態**をいいます．

英語が読めない読めない，と嘆く人ほど，英語を読んでいません．そもそも，英語が読めない，という人は，自分の周りに英語が入ってこないよう注意深く「結界」を張っているので，ふだんの生活に英語が入ってくることはまれです．きっと，これまで読んだ英文のほとんどは，試験問題かそれに類する参考書の例題文でしょう．

なにか1つスキルを身につけるにはそれ相応のトレーニング量が必要です．**時間換算で1万時間が必要**だ，という説もあります（『天才！成功する人々の法則』講談社，マルコム・グラッドウェル，勝間和代訳）．

時間換算にせよ，ボリューム換算にせよ，これまでどれだけの英文を読んできたでしょうか？

トレーニング不足による英語筋の未発達，これが英語に「体で負けてる」状態です．

今の自分の状態にあてはまるものはありますか？

3つ全部？

でもご心配なく．**今，負けちゃっていても，何の問題もありません．** それを解決して，勝っちゃう秘訣がちゃんとありますから．

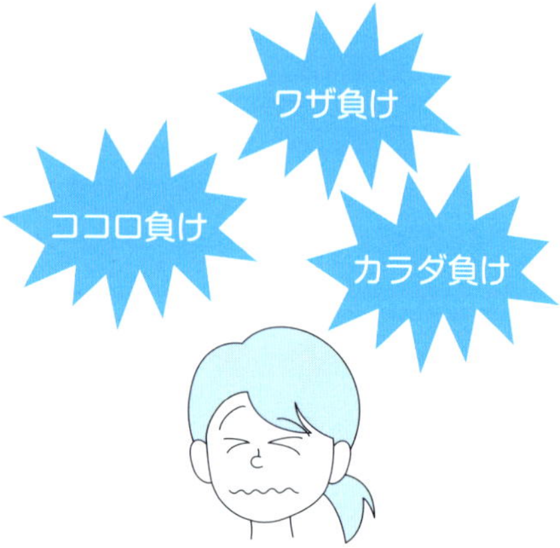

英語が「読めない」3つのワケ

コラム 1　TOEIC，受けたことありますか？

目標を数値化すると具体的になり，計画を立てやすかったり進捗をつかみやすかったりします．

書店に行く機会があれば，語学コーナーの英語棚を眺めてみてください．その一角，もしかしたらその半分以上を占めている本のタイトルには，TOEIC という文字列が含まれていることに気がつくはずです．

TOEIC，「トーイック」と読みます．

これは略称で，正式名称は“Test of English for International Communication”といいます．アメリカにある非営利テスト開発機関である Educational Testing Service（ETS）によって開発・制作され，日本では一般財団法人国際ビジネスコミュニケーション協会が実施・運用しています．英語によるコミュニケーション能力を評価する世界共通のテストといわれています．

（公式サイト　http://www.toeic.or.jp）

最近では，企業の新人採用の条件として TOEIC 何点以上が必須とか，社内での人事考課にその点数を勘案しているとか，そういうニュースも目にするようになりました．

TOEIC の利用は，企業に限ったことではありません．私が学位を取った頃，学位審査の語学試験は大学オリジナルの問題でした．しかし，それはすでに廃止され，代わりに，現在は TOEIC の点数での判定となっています．

この試験のメリットは，年に複数回，国内外の複数箇所で開催され，受験回数に制限はないこと，テスト結果が合格・不合格ではなく，10〜990 点のスコアで出てくること，そしてそのスコアは生データではなく統計処理された点数なので，受験回が異なっても同じ指標で評価できることなどがあります．

つまり，ざっくり言ってしまうと，TOEIC は英語力をテストによって数値化する仕組み，となります．

公式サイトの資料を引用すると，TOEIC のスコアとコミュニケーション能力レベルとの相関は次ページの表のようになります．

表を見ながら，とりあえず，何点あたりを目指そうかなあ，とちらっと思いましたね？

TOEIC スコアとコミュニケーション能力レベルとの相関表

レベル	TOEIC スコア	評価（ガイドライン）
A	860	**Non-Native として十分なコミュニケーションができる.** 自己の経験の範囲内では，専門外の分野の話題に対しても十分な理解とふさわしい表現ができる. Native Speaker の域には一歩隔たりがあるとはいえ，語彙・文法・構文のいずれをも正確に把握し，流暢に駆使する力を持っている.
B	730	**どんな状況でも適切なコミュニケーションができる素地を備えている.** 通常会話は完全に理解でき，応答もはやい．話題が特定分野にわたっても，対応できる力を持っている．業務上も大きな支障はない. 正確さと流暢さに個人差があり，文法・構文上の誤りが見受けられる場合もあるが，意思疎通を妨げるほどではない.
C	470	**日常生活のニーズを充足し，限定された範囲内では業務上のコミュニケーションができる.** 通常会話であれば，要点を理解し，応答にも支障はない．複雑な場面における的確な対応や意思疎通になると，巧拙の差が見られる. 基本的な文法・構文は身についており，表現力の不足はあっても，ともかく自己の意思を伝える語彙を備えている.
D	220	**通常会話で最低限のコミュニケーションができる.** ゆっくり話してもらうか，繰り返しや言い換えをしてもらえば，簡単な会話は理解できる. 身近な話題であれば応答も可能である. 語彙・文法・構文ともに不十分なところは多いが，相手が Non-Native に特別な配慮をしてくれる場合には，意思疎通をはかることができる.
E		**コミュニケーションができるまでに至っていない.** 単純な会話をゆっくり話してもらっても，部分的にしか理解できない. 断片的に単語を並べる程度で，実質的な意思疎通の役には立たない.

（出典：公式サイト　http://www.toeic.or.jp）

目標点数の設定には，２通りがあります．

①学位審査など，クリアすべき要件として求められている点数．
②自分の英語力を評価し，さらに向上させるために設定する点数．

①の場合は，とにかく，それを目指して TOEIC に向けた勉強をするしかないでしょう．私の知る限り，表にある A レベル，すなわち 860 点以上を要求するような語学審査はありません．ほとんどの場合，求められる点数くらいは，TOEIC の過去問で間に合います．

②の場合には，自分で設定するだけに，TOEIC が自分にとって，どういう位置にあるかをよく考えておきましょう．

模試やら入試やら，数限りない試験を乗り越えてきたドクターにありがちな習性として，

「テストはとにかく，満点を目指す」

というのがあります．
確かに，世の中には「TOEIC で満点取りました！」という，いわゆる「満点ホルダー」がいて，中にはその肩書きを職に結びつけている場合もあります．

でも！
私たち，正業は医者ですよね？　英語講師とか，英語通訳とか，英語で食ってるんじゃないですよね？
そこ，忘れがちだけど，重要なポイントです．

私の経験から言うと，800 点台は，それこそ医学ジャーナルを読んだり論文に目を通しているだけで，取れる点数です．しかし，900 点を越えるには，TOEIC 向けの勉強が必要です．TOEIC が企業で重用されていることからわかるように，「コミュニケーション能力」といっても，ビジネスにかなり偏った内容となっています．したがって，単語はもちろん，出題される長文などの背景もビジネスシーンがほとんどです．たとえば，普通にジャーナル読んでて，論文にこんな形容詞は出てくるでしょうか？

When I am paid next week, I will be solvent again.

（『TOEIC Test「正解」が見える 増補改訂第 2 版』講談社，キム・デギュン）

これは，「人や企業が支払能力があること」を表す形容詞です．

TOEIC 受験に向けて勉強中，なかなか覚えられないこの単語にため息をつきつつ発見したことは，

今までも，今も，この先も，この単語と私の日常には，交点がない

という事実でした．それは，TOEIC の向かう方向と私の進む道は違うとはっきり自覚した瞬間でした．

その後，私は，TOEIC で高得点を取るためだけの英語学習をやめ，もっと実用的な，今すぐ使える英語，つまり医学領域の英語へとシフトし，現在に至っています．

TOEIC 800 点台までは，ビジネス分野だろうがメディカル分野だろうが，共通の土台です．だから，「英語の基礎体力」を測る指標としては有用です．

もし，一度も受けたことがないなら，一度は TOEIC で自分の現在の英語力を数値化してみましょう．

しかし，860 点以上になったら，それ以上，このテストにこだわる必要はありません．その気力と時間を使って，医学領域の英語に特化していきましょう．

一読オススメ参考図書をいくつか．

『20 歳を過ぎてから英語を学ぼうと決めた人たちへ
20 世紀の半分以下の時間と費用で学ぶ最新最短英語学習法』

（ディスカヴァー・トゥエンティワン，Hiroyuki Hal Shibata）

Hal 氏の実体験に基づき，TOEIC 受験の功罪，ネイティブと対等に「英語で」やりとりできるには何が必要か，など，非常に示唆に富む指摘が書かれています．もちろん，TOEIC 対策についても言及されています．

『海外経験ゼロ．それでも TOEIC 900 点―新 TOEIC テスト対応』

（扶桑社，宮下裕介）

一会社員が自力で勉強して TOEIC で 900 点を越えるまでになったノウハウを，具体例を挙げつつ説明しています．攻略本ではありませんが，いわゆる「合格体験記」として読みました．

1-5 完ペキなんて全然いらない

では，心の呪縛を解きましょう．

英語の文章を目にしたとき，あなたの心はすくみます．
その原因は，次の 3 つの**完ペキ志向**です．

完ペキな語彙
完ペキな和訳
完ペキな理解

この 3 つはお互いにつながりあっています．たとえば，こんな口癖．

英語の語彙が乏しいから，英文が和文に訳せない，訳せないから，内容も理解できない．

本当でしょうか？

この 3 つは，いずれも，今まで受けてきた試験では確かに必要とされてきました．しかし，それは「試験問題」という，いわば箱庭のような世界でのローカルルールであって，実社会という広いフィールドでは，

こんなの全然，必要じゃなーい！

だから，これからやっていく「英語を読むトレーニング（以下，**読みトレ**）」では

こんなの全然，必要じゃなーい！

では順番にチェックしていきましょう．

1. 完ペキな語彙はなぜ必要じゃないのか？

ここでは「語彙」を「覚えている単語の数」と定義しておきます．ですから，完ペキな語彙を目指していくと，「覚えている単語が多ければ多いほどいい」という結論に至ります．

いますよね？　語彙命（イノチ）で，「医学英単語集」とか買っちゃう人．
そういう人が見落としてることがあります．

1）語彙はそもそも完ペキにならない

言葉は無尽蔵です．医学用語という狭い範囲に限ってみても，日々，新しい概念が生まれ，それに伴って，新しい用語も発生しています．視野を転じて英語圏で発刊されている英英辞書を見てみます．年毎に分厚くなり，紙版からウェブ版に移行して，なおも掲載語数が増え続けています．

たとえヒトの記憶力が無限であるとしても，

人生という限りある時間でそのすべてを頭に詰め込むのは無理だ

って，ホントは，ココロの奥底では，とっくにわかってますよね？

2）語彙を完ペキにすると意味不明になる

Google 翻訳を使ったことがありますか？

英文でも何でも翻訳したい文を放り込むと，希望の言語に訳してくれるという機械翻訳の 1 つです．一昔前に比べればずいぶん使えるようになってきました．機械翻訳のもとになっているデータベースは，その時点でのそれこそ完ペキな語彙を持っているはずですよね．

でも，実際にはどうですか？　まともな文が出てきますか？

そうですよね，時々使えそうな文も出てきますが，たいていは，「文になってない」，単語が並んでるだけのものになっています．

なぜだか考えたことがありますか？

語彙が完ペキであることが仇になっているんじゃないかと，私は思っています．つまり**「いちいち訳しすぎる」から，逆にうまくいかない**のでは，と．

知ってる単語だけつなげて読んだ方がわかる，ということもままあります．

語彙の追求はキリがなく，そしてその**見返りも実はあまりない**のです．だから，「完ペキな語彙」なんて必要ないのです．

2．完ペキな和訳はなぜ必要じゃないのか？

英語で書かれた文献で抄読会をやると，必ず誰か，全文和訳してくる人がいます．確かに「日本語」は使用しているようですが，わかる日本語になってない……

こんなことになっちゃう人が見落としていることがあります．

1）和訳はそもそも完ペキにならない

そもそも英語と日本語はそれぞれ別個の言語です．

単語ひとつ考えてみても，それが背負っている情景とか歴史とか，全く違うわけです．たまたま，似たような部分があって，英語から日本語に写し取ることができるかもしれません．しかしそれは「同じような」意味であって，厳密には「同じ」意味にはなりません．だからこそ，カタカナ英語がこんなに入ってきているのです．

医学用語でみてもそうです．たとえば逆流性食道炎の内視鏡所見として使われる mucosal break．直訳すれば「粘膜部の破れ」となりますね．内視鏡で観察すると，ちょっとしたびらんに見えます．だからといって，break がびらんと同じかというと，違うんですね．“break”という語の持つイメージ（均衡の取れていたものがちょっとほころびる感じ）は日本語に乗りにくいのです．結局，そのまんま mucosal break と呼んでいます．

2）和訳を完ペキにすると意味不明になる

英文は単純なのに，和訳すると複雑になることはままあります．

よく言われているように，英語ではまず「何がどうだ」というのがきて，その後ろにいろいろな説明が付け加わって流れていきます．しかし，日本語はそうではないですよね？　だから苦労して，後ろを先に訳したり，主語と述語の間に，独り言みたいに注釈を挟み込んだりして，体裁を整えて，和文にしていきます．で，その結果，日本語だけど，読めない，あるいは読みにくい文が完成します．英文から取りこぼしなく和文に移し変えようとすればするほど，文はどんどん「意味不明」になっていきます．

英語は英語，所詮，日本語にはならないのです．だから，「完ペキな和訳」なんて必要ないのです．

3．完ペキな理解はなぜ必要じゃないのか

英語の試験，たとえば TOEIC では，「次の文章を読んで設問に答えよ」という長文読解問題が出題されます．この手の問題は設問を先に読むのが鉄則ですが，中には，提示された長い文章を最初から最後までまず読んでからじゃないと取りかかれない人もいます．つまり，1 つの記事の最初から最後まできっちり理解することが「読む」だと思い込んでいる人です．こういう人が見落としていることがあります．

1）完ペキな理解はそもそもできない

自分が書いたメモでさえ，後日，見直すと，？？？だったりします．いわんや，他人が書いた論文や記事など，どうして「完ペキ」に理解することができるでしょう？　さらに言えば，日本語の文章だって，いつも「完ペキ」に理解して読んでいるわけではないのです．この本をここまで読んできていただきましたが，「完ペキ」に理解しようと，舐めるように読んできた人はまずいないはずです．目は確かに字面を追ってきてここに至っていますが，結構，「飛ばし読み」してますよね？　当然ながら，飛ばしたところはいわゆる「完ペキな理解」の範囲外に落っこちてます．母語である日本語ですらそうなんです．

日頃やってないことが，英語に限ってできる，わけがないですよね？

2）完ペキな理解は期待されていない

書き手の立場から率直に言うと，完ペキに文章を理解してもらうことは，全然期待してません．言いたいことだけ伝わればいいと思っています．忙しい人に取りあえず用件だけ伝える，というのと同じことです．用件の説明やら理由やらは，時間があるときにまた，というわけです．

その傾向は，英語の文章で顕著です．読んで最初に目に付くところ，すなわち**各パラグラフの最初に，最も重要なことが書いてあります．**忙しい人はそこだけ読んでもらえばOKよ，と書く方も思っているのです．

だから，全ての文に同じ力をこめて読む必要はないのです．メリハリつけて，書く方が力をこめて書いているところを読む方も力をこめて読む，それだけでその文章について理解に到達することができます．

できる範囲の理解で「読み」は事足ります．だから，読むのに「完ペキな理解」なんて必要ないのです．

いいですか？

はい，では，イチ，ニのサンで，あなたの心から，3つの「完ペキ」を追い出しますよ．

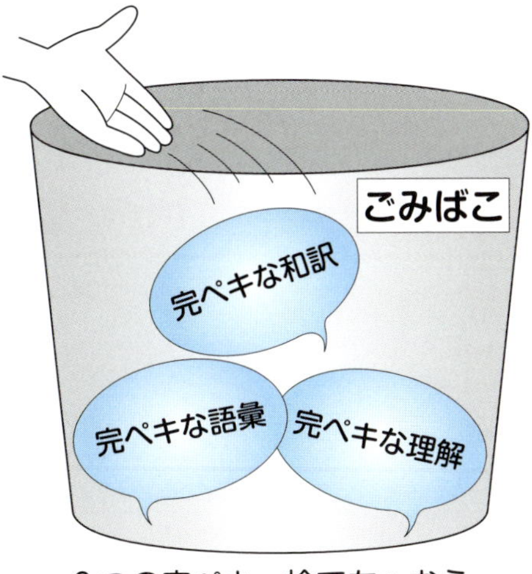

3つの完ペキ，捨てちゃおう．

おや，まだちょっと不安ですか？

では，本を閉じて，夜空を見上げてみてください.

星が見えますね．きれいですよねー.
ひとつひとつの星の名前を知らなくても，
星座の形に見えなくても，
宇宙の存在意義がわからなくても，
星空を堪能することはできますよね？

英語を読むのも同じことです．おおらかな気持ちで見てみましょう.

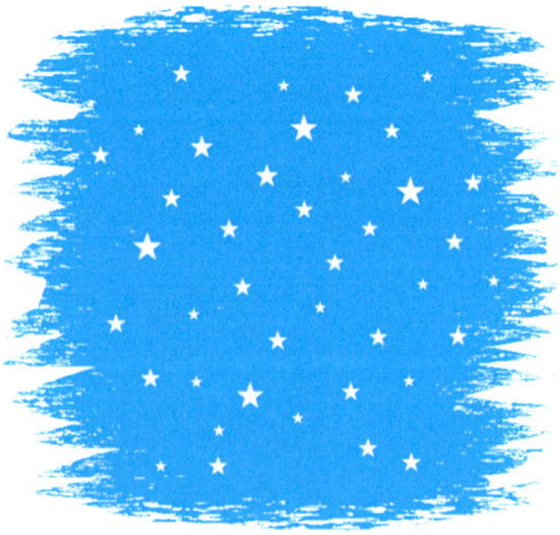

1-6 「読みトレ」は No 3Ds!

ここでは「ワザの呪縛」を解放します.

受験時代に培ってきた勉強方法，つまりワザはすべて，1回リセットします．うまくいったものも，いかなかったものも，全部です.

いいですか？

では，次の3つのDを捨てましょう.

1. Dictionary（辞書）
2. Desk（机）
3. Duty（ねばならない）

受験期や学生時代には「辞書を使って，机について，やらねばならない」ってやってきた英語ですが,「読みトレ」ではそれをやめます.

1. No Dictionary!（辞書はいらない）

前項でもいくらか触れました.

完ペキな語彙も完ペキな和訳も必要ないんでしたね？

だから，読みトレでは，いちいち，辞書は引きません．今ある語彙で，辞書を引かずにずんずん読んでいきます.

それでは，左から右へ英単語がスルーしていくだけになっちゃう.

心配ですか？

心配はトレーニングの邪魔になりますから，どうしても心配な人向けに特別ルールを 1 つ決めましょう.

辞書を引くのは 1 回だけ

1 回引け，と言っているわけではありませんよ．ここはどうしても，というところで 1 回だけ引いてください.

と言われても，最初はその「切り札」の使いどころが見えないんですよね．辞書を引くタイミングを失敗しても大した実害はありませんから，ゲームだと思って，気楽に「切り札」を使ってみてください．その「使いどころ」がわかってくる頃には，大丈夫，辞書なんて引かなくてよくなってますよ.

2. No Desk!（机なんていらない）

受験時代，学生時代と，勉強というと机の上でやってました．英語のテキストを揃えて，あるいは iPod などのリスニング機材を用意して，さあやりましょう，と態勢を整えて勉強していました.

でも，医師になって，そんな「準備万端，用意周到」で英語を勉強できる環境は，実際，ありませんよね？　本当に忙しい日には食事だって摂れなかったりするくらいです.「読みトレ」用に準備して，なんてやってるうちに，病棟からコールが来たりして……人生ままなりません．だいたい，うちに戻るときにはくたくたなので，うっかり机についたりするとそのまま寝てしまいます．できないことを計画しても，結局イライラするばかりでいいことがありません．だから,

「読みトレ」では，机でやることに固執しません.

つまり,「英語を読む」ための特別な環境は用意しなくていいんです．**日頃の仕事の合間に**，すっすっと「読みトレ」を挟み込んでやっていきます．**日常のルーチンワークに組み込んで回していける**，それがこのトレーニングのいいところです.

3. No Duty!（ねばならない，をやめる）

勉強する，というとどうしても肩に力が入っちゃいますよね．「この問題集を 1 カ月で終わらせるために，1 日 12 ページやらなくちゃ」，なーんて．

「読みトレ」には，そういう体育会系自主トレみたいな，やらねばならない，というノルマはありません．

次節で説明しますが，一応，到達ラインはあります．ないと，なあなあ・ダレダレになってしまいますから．でも，「今日はここまで必達」といった Duty みたいなものは設定してませんし，くれぐれも，設定しないでくださいね．

だいたい，医師生活には突発事象がつきものです．急患が来たり，急に当直を頼まれたり，急に病棟飲み会に呼ばれたり．1 週間はすべての人に平等に 7 日間与えられていますが，あなたが「読みトレ」に使える時間はそんなにはありません．だから，あとで出てくる「読みトレ」セットを 7 で割っても意味がありません．

前の No Desk で書いたように，「読みトレ」自体，普通の生活に織り込んで，**できるときにできる範囲でやっていく**，というゆるーいものです．気負わず，力を抜いて，やっていきましょう．

繰り返しますよ．

「読みトレ」は No 3Ds，すなわち

No Dictionary!　No Desk!　No Duty!

です．

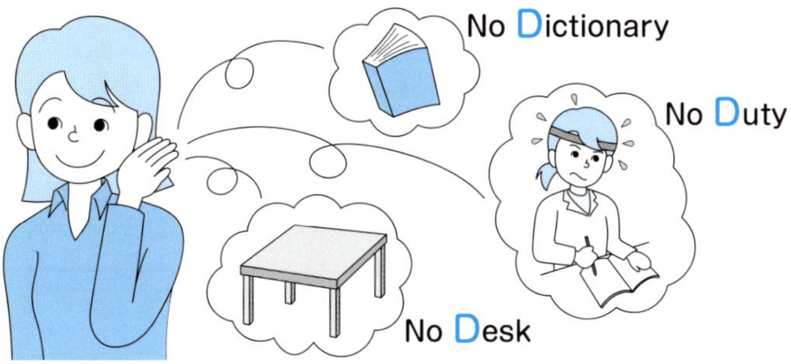

3 つの D は捨てる．

1-7 ゴールを 3 つにブレイクダウン

「読みトレ」の最終ゴールは，ここです．

英文原著論文 original article を最初から最後までまるまる読み切る．

あー，ハードル高い……

だから，この「最終ゴール」をブレイクダウン，すなわち 3 つに分割します．その結果，こうなります．

最終ゴール：原著論文まるまる読み
中間ゴール：アブストラクトまる読み
初期ゴール：アブストラクトちょろ読み

それぞれについて，説明しましょう．

1. 最終ゴール：原著論文まるまる読み

これは，英語で書かれた医学論文（original article とか manuscript と呼ばれていることが多いです）を，最初から最後まできっちり読んで理解できる，というレベルです．英語をそのまま読める，というのはもちろん，方法論や統計，そして内容の吟味までできる，という「読み」です．読み方としては「精読」に近いかもしれません．

レベル，ものすごく高いです．

はっきり言いましょう. **ここまで到達するのは, 結構, 大変です.**

あなたに「はい, これ, 読んどいてね」って英語論文を持ってくる指導医だって, ここまで読めているか, というと, ちょっと疑問です. このレベルまでいけてる人は滅多にいないと思います. (いたら, かなりレアなので, 師匠と仰いで, ぎっちりといろいろ吸収してください.)

したがって,

今回, この本ではこのゴールまでに至るまでの詳細には触れません.

紙面の制限もありますし, 内容的にもかなりキツくなってしまうからです. ですが, やはり「読みトレ」の最終ゴールはこれしかありません. 目指すところは高い方が進む方向がぶれませんから.

2. 中間ゴール：アブストラクトまる読み

医学論文には必ず, アブストラクトあるいはサマリー (以下, アブストラクト) と呼ばれる「要旨」がついています. これを「まる読み」, つまり全部読むのが, 中間ゴールです.

このアブストラクトは, 本文を読むという「最終ゴール」に比べると, ずいぶん楽な設定になっています.

まず, **読むボリュームが少ない**です. ほとんどの医学誌では投稿規定により語数の上限が決まっています. メジャー雑誌においては, アブストラクトの語数は 250 語から 300 語で, 本文約 3000 語に対しその 1 割程度になっています.

次に, **箇条書き**のように, 必要な事項を短い文で書いています. ポイントが端的に記述されているので, 読みやすくなっています.

最後に, ほとんどの論文においてアブストラクトは**無料で公開**されています．論文本文を無料で公開している医学誌も増えつつはありますが，それでもまだまだ少数です．しかし，アブストラクトは PubMed などによって全文無料閲覧が可能です．このように，アブストラクトは量的・質的・金銭的にも負荷の少ない素材です．この中間ゴールは，最終ゴールまでの折り返し地点とも言えます．

でも．

そう，これでもまだ，ちょっと無理かも，というあなた．
そういうあなたのために，この本があります．だから，

今回，この本ではこのゴールに至るまでの詳細には触れません．

いずれは通過する地点ではありますが，今はまだ，時期尚早です．だから，触れません．ですが，ちょっとのぞいてみたい気持ちもありますね？
そんなあなたにはこちらを．
☞『「医学統計英語」わかりません !! 』（東京図書，石野祐三子＋秋田カオリ）

3. 初期ゴール：アブストラクトちょろ読み

この本で目指すのは，このゴールです．

とりあえず，アブストラクトの最後 2 文を（ちょろっと）読む．

アブストラクトの構成は一定のスタイルがあり，主なものとして次の 2 つがあります．

従来型の IMRAD タイプ
構造化抄録

IMRAD タイプの基本構成は次の通りです．

Introduction（背景）
Methods（方法）
Results And（結果，そして）
Discussion（考察あるいは説明）

（『リサーチ・クエスチョンの作り方』NPO 法人健康医療評価研究機構，福原俊一）

一方の構造化抄録は，世界的な医学雑誌の編集者会議である International Committee of Medical Journal Editors（ICMJE）が提唱しているもので，現在ではこちらが主流になりつつあります．

Objectives（目的）
Design（研究デザイン）
Setting（研究施設）
Subjects（標的集団，対象・患者）
Intervention（介入）, Exposure（要因）
Main outcome measures & analysis
（主要なアウトカム変数と統計手法）
Results（結果）
Conclusion（結論）

（『リサーチ・クエスチョンの作り方』NPO 法人健康医療評価研究機構，福原俊一）

これらの基本スタイルをもとに，それぞれの医学誌では投稿規定によりアブストラクトの小見出しを決めています．

たとえば，The New England Journal of Medicine（以下，NEJM）ではこんな具合です．

Background
Methods
Results
Conclusions

一方，The Journal of the American Medical Association（以下，JAMA）ではこんな具合．

Context Objective Design Setting Patients or Other Participants Intervention(s) Main Outcome Measure(s) Results Conclusions Trial Resistrations

いずれにしても，アブストラクトの最後の方に Conclusions（結論）がきています．

そうです．「読みトレ」の初期ゴールは，

アブストラクトの結論（Conclusions）だけ，とりあえず読む

ということです．このメリットは，

①なんといっても圧倒的に短い，わずか 2 文程度
②なんといってもその論文の一番言いたいこと

という 2 つに尽きます．

1 番目のメリットについては，特に説明を加える必要もありませんね．とにかく，短いです．英文 2 本です．

2番目のメリットについて，このConclusions部分は，本文のエッセンスであるアブストラクトの中でも，さらに「核心」部分です．サッカーの試合で言えば，勝敗に該当します．昨夜の試合どうだったかな，で，まずチェックするのは，お目当てのチームが勝ったか負けたかですよね．勝敗結果を見て，それからおもむろに，誰がシュートした，だの，途中，どっちが押してたのか，だの，を見ます．それと同じです．このConclusionsだけ押さえておけば，その論文についてはほぼ理解したといっていいです，ただし，今の時点では．（初期ゴールを越えて進んでいくと，このConclusionsが全体を代表してない，という論文にも出くわします．それが見えてくる頃には，すでに「読みトレ」初級は卒業して，次の中間ゴールを目指す途中です．だから，当面のゴールとしては，この設定で全然問題ありません．）

繰り返します．

「最終ゴール」「中間ゴール」については，この本ではあえて触れません．

だから安心してついてきてください．

このあと第2章では，「アブストラクトちょろ読み」をゴールにして，「読みトレ」を進めていきます．

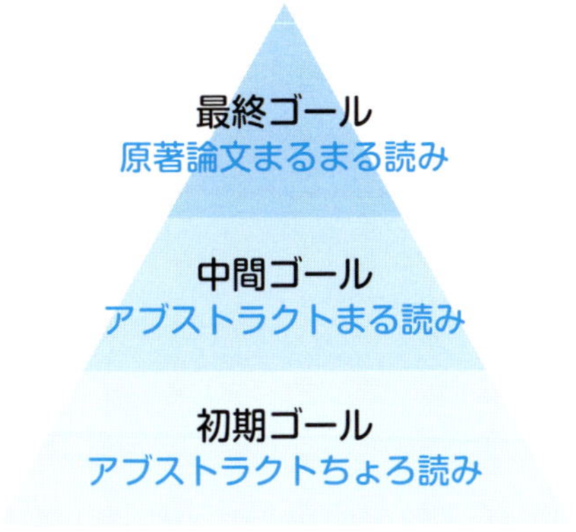

「読みトレ」を3つにブレイクダウン

1-8 オンデマンドで行こう

「読みトレ」は**オンデマンド**でやっていきます．

オンデマンド？

英語で書くと，“On Demand” となります．「要望に合わせて」あるいは「必要に応じて」という意味です．

「読みトレ」をオンデマンドでやる，というのは次の 2 つを指しています．

まず，

「読みトレ」は時間・場所の制約を受けない

ということです．たとえば，外来で検査結果を待つ間，あるいはお昼ご飯を食べながら，といったシチュエーション．いつでもどこでも，トレーニングを開始できるし終了できます．これは 1-6 にある “No Desk!” のところですでにお話しました．

もう 1 つ，「オンデマンド」にこめた意図があります．それは，

自分の意志でやる

ということです．

テレビ番組の「オンデマンド配信」というのを耳にしたことがありますか．

これは，見逃した番組やもう一度観たい番組をネット配信で視聴するというものです．たとえば，今週の「ためしてガッテン」をもう 1 回観たい，という場合には，NHK の専用サイトから有料でダウンロードして視聴することができます．

従来のテレビ放送では，テレビ局側から番組がテレビに送られてきて，それを視聴者が受信するというものでした．しかし，この「オンデマンド配信」によって，視聴者がテレビ局の持つ放送データの中から「好きな番組」を「好きな時間」に「好きな場所」で「自分で取ってきて」観ることが可能になりました．情報のコントロール権を視聴者が握ったというわけです．

このように画期的な「オンデマンド配信」ですが，実はこれがうまくいくには 1 つ重要なことがあります．

それは，

コントローラーは自分だ

ということです．

従来型であれば，放送局が番組も放送時間も決めてくれていました．自分が観たいかどうかに関係なく，スイッチさえ入れておけば勝手に放送が流れてきました．

でも，「オンデマンド」ではそうはいきません．どの番組を，いつ，どこで，観るのか，全部自分が決めます．最初の段階として「観るかどうか」さえ，決めるのは自分なのです．

そこなんです，「読みトレ」の成否を分けるポイントは．

「知りたい」「わかりたい」「読みたい」

この要求，必要性すなわちデマンドがあってこそ，「読みトレ」を続けることができるのです．知識や技能を身につけるには，**「繰り返し」と「わく**

わく感」が有効であるといいます（『のうだま 2』幻冬舎，上大岡トメ・池谷裕二）．トレーニングに使う素材への関心や興味があなたの「デマンド」になります．そこから生まれるあなた自身の**「わくわく感」が「読みトレ」の原動力**になります．

さあいよいよ，次章から「読みトレ」を始めます．わくわく，してますか？

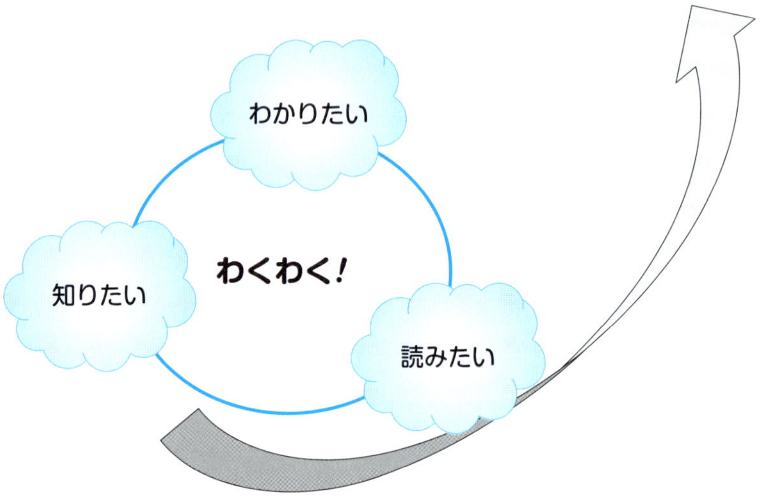

「わくわく感」が「読みトレ」の原動力

コラム 2 グロービッシュって知ってますか?

女性誌にダイエット広告はつきものですが，ビジネス誌だと，それが英会話関連の広告に置き換わります．有名人ご推薦の教材，ネイティブ教師オンリーの英会話スクール，英語成功本などなど…….

そんな中，最近目にしたのが「グロービッシュ globish」です.

これは，元 IBM 役員のジャン=ポール・ネリエール Jean-Paul Nerrière 氏が提唱している，「コミュニケーション・ツールとして特化した英語」です.（『世界のグロービッシュ Globish The World Over 1500 語で通じる驚異の英語術』東洋経済新報社，ジャン=ポール・ネリエール，ディビッド・ホン）

一般的な「英語」との違いは次の 5 点にまとめることができます.

①使用するのは 1500 語の基本単語とそこから派生する 3500 語のみ
②主として能動態を使う
③文章は 15 語以下に
④発音はアクセント重視
⑤コミュニケーションが成立することに重点を置く

これまで，難攻不落の「ネイティブの英語ワールド」に入るには膨大な語彙や広範な歴史的文化的知識が必要でした．しかしそれと比べると，このグロービッシュが求める英語は，はるかに狭く，限局したものになっています．だからこそ，

・1 年で習得できる
・非ネイティブであることが不利にならない
・すぐ使える

といったメリットがあり，多忙なビジネスパーソン向けに「グロービッシュ本」も次々と発刊されています.

このグロービッシュ，「短期間で使える英語が身につくなら」とちょっと食指が動いたかもしれません.

でも，医学の世界で仕事している私たちにとっては，これ，そう目新しいことじゃないかも，です.

このグロービッシュの中核をなすのは，「英語は，情報を相手に伝えるための手段に過ぎず，本当に大事なのは情報の中身」という考え方です.

これは，私たちが日々関わっている，医学英語とも共通していますね.

医学論文を読んでいくとわかることですが，特にタイトルやアブストラクト

で使われる単語，とりわけ，動詞は限られています．疾患名や治療法などの固有名詞を除いたら，医学論文で使用されている基本語彙そのものは，グロービッシュといい勝負かもしれません．固有名詞ですら，専門外の研究者にもわかるように，本文中で必ず，説明が補足されています．だから，読み慣れれば，辞書を引くこともまずなくなります．また，使用される文法も，基本的には能動態であり，和文論文でありがちな「〜と思われた」という「誰が思ったかわかんない」受動態は極力排されています．もちろん，関係代名詞とか，あったとしてもまれです．アブストラクトでは，語数制限があるために 1 文が長くなる傾向もありますが，それでも文頭から順に読めばわかる構成で記載されています．

論文の主眼は「研究結果や結論を相手に正確に伝える」ことです．世界の大半は「非ネイティブ」です．その人たちにちゃんと読んでもらえなければ，論文としてはボツです．だから，たとえネイティブが著者の論文であっても，「誰にでもわかる平易な英語」で書かれています．（ただし，言い回しや動詞の使い具合など，ほんのちょっとしたところに，お！と思わせる部分もあり，それはそれで，読む醍醐味にもつながります．）

ビジネス界で提唱され始めたグロービッシュ，実は，医学領域では，すでに，みんな意識せずに同じことをやっていたんですね．

「伝わる英語」って，意外と，単純簡単なのかも，しれませんよ．

グロービッシュについては下記書籍を参考にしました．

『世界のグロービッシュ　1500 語で通じる驚異の英語術』
（東洋経済新報社，ジャン＝ポール・ネリエール，ディビッド・ホン）
『多忙社員こそグロービッシュ　完璧を求めない英語「再」入門』
（中公新書ラクレ，関口雄一）
『ビジネスで必要な「最小限の英語」が身につく！グロービッシュ実践勉強法』
（日本実業出版社，手島直樹）

第 2 章

「読み」を決めろ！

2-1
「読み」の 3 トレーニング

さあ，これから「読みトレ」を始めます．
最初に，このトレーニングでの目標地点を確認しておきましょう．

1-7 では，ゴールを 3 つにブレイクダウンしました．もう一度，見ておきましょうか．

最終ゴール：原著論文まるまる読み
中間ゴール：アブストラクトまる読み
初期ゴール：アブストラクトちょろ読み

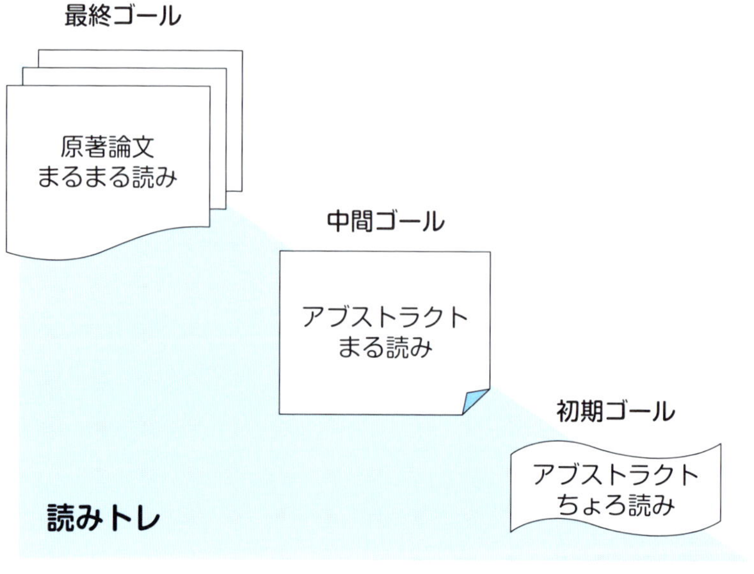

そして，この本では「初期ゴール」のみを目指します．つまり，

とりあえず，アブストラクトの最後 2 文を（ちょろっと）読む

ここがこの本での到達地点です．

ここまでの工程も 3 つにブレイクダウンしておきます．

大目標：アブストラクトの最後 2 文を読む
中目標：まとめ記事を読む
小目標：タイトルを読む

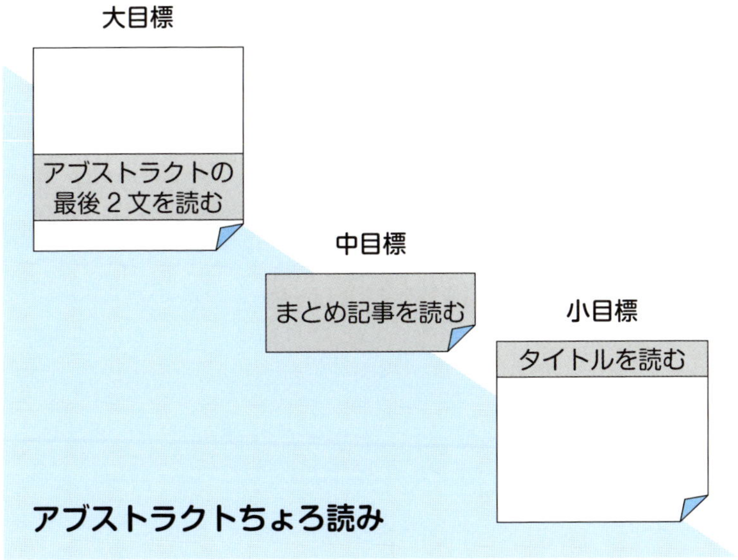

大目標
アブストラクトの最後 2 文を読む
中目標
まとめ記事を読む
小目標
タイトルを読む
アブストラクトちょろ読み

もうちょっと，具体的なトレーニング内容にしてみましょうか．

ファイナル・トレーニング：
　　アブストラクト・ラスト 2 ライン 1 本締め
パワー・トレーニング：ダイジェスト 10
スタート・トレーニング：タイトル 100 本固め打ち

え？ (@@; ってなってるかもしれないので，少しだけ説明を加えておきます．詳しくは，それぞれの項でがっつり説明します．

まず，ファイナル・トレーニング（以下，ファイ・トレ）の「アブストラクト・ラスト 2 ライン 1 本締め」は，文字通り，

原著論文のアブストラクト 1 本を最後 2 文だけ，きっちり読む

という内容です．アブストラクトの最後 2 文というのは，結論部分 Conclusions に該当します．繰り返しになりますが，ここは**論文のキモ**です．その上，アブストラクトでは文字数の制限があるため，相当に精製された文になっています．難易度高なので，いきなりチャレンジは息切れのもと

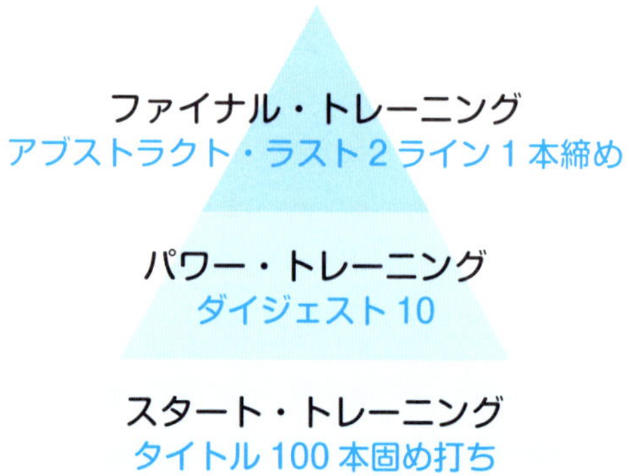

ファイナル・トレーニング
アブストラクト・ラスト 2 ライン 1 本締め
パワー・トレーニング
ダイジェスト 10
スタート・トレーニング
タイトル 100 本固め打ち

「読みトレ」の具体的トレーニング内容

です.「読みトレ」の各ステップを順に踏んでいけば，苦もなく流し読みできるようになりますよ．焦らない焦らない.

次に，パワー・トレーニング（以下，パワ・トレ）の「ダイジェスト 10」を説明します．これは，

英文雑誌などのまとめ記事や論文のプレビューを10 本分，読む

というものです．1 本分の分量は，英文数行ほどです．

NEJM でいえば，オーディオサマリーのスクリプトが該当します．まとめ記事なので，ポイントが整理され，一読してわかるような構成になっています．難易度としては中程度です．ただし，一応，「文章」の形になっていますので,「英文アレルギー」を自覚している場合には，いきなりここから，はオススメできません.

最後に，スタート・トレーニング（以下，スタ・トレ）の「タイトル 100 本固め打ち」を説明します．

「読みトレ」の最初はここからです．これは，

原著論文のタイトルを，100 本分，読む

というものです．えー，100 ですか～，なんて，ひるまないでくださいね．数は大きいですが，たかが「タイトル」なので，難易度ゼロレベルです．それでも 100……なーんて思っているうちに，このステップは終わっちゃいますよ．そのやり方，次からじっくり説明します．

じゃあ，始めますよ．全工程，すきっといっちゃいましょう！

2-2 スタート・トレーニング：タイトル 100 本固め打ち

2-2-1 短いだけじゃない！タイトルを制する者は論文を制する！

今までの話の流れから，タイトルを読むのは，

単に，英語が短いから

だけだと，思っているかもしれません．

確かに，タイトルの英語は短いです．短いから，とっつきやすいです．ですが，甘く見てはいけません．1 円を笑う者は 1 円に泣く，といいますが，まさしく，

タイトルを笑う者はタイトルに泣く

なのです．

タイトルは，論文の顔です． 3000 語くらいの本文をしょって，一番前で場を張ってるヤツなのです．**論文 1 本が濃縮されている**，といってもいいでしょう．

これからタイトルを 100 本読むにあたり，モチベーションを高める上でも，なぜタイトル読みなのか，をこの項では確認しておきます．

タイトルを読むことで，次の 3 つの力が身につきます．すなわち，

1. 瞬読力
2. 選別力
3. センス力

の3力です．順に説明します．

1. 瞬読力

ほとんどの論文タイトルは10語以内です．

一視野にすべての語が入り，一瞬で内容を理解することができるようになっています．いわゆる「速読法」の一技法として「本の1ページ全体を視野にとらえて，それを画像としてつかみとる」というものがありますが，それに近い感触があります．その意味では，タイトルについては**「読む」というより「見る」**というほうが適当かもしれません．

いちいち「読み取らず」，「眺める感じで」タイトルを見る．これを繰り返すうちに，タイトルが「刺さってくる」感覚がわかってきます．もし，これまで辞書頼みで「英文読解」をやっていたなら，その縛りを解く上でも有効なやり方です．

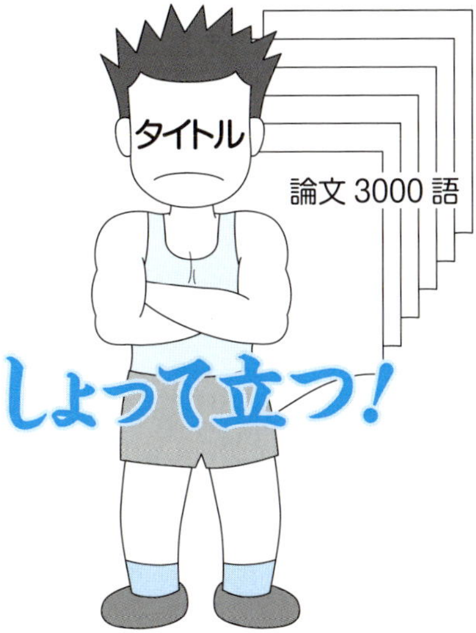

2. 選別力

今はまだ，トレーニングとしてタイトルを読んでいますが，いずれ，これは実際に「検索結果から必要なタイトルを選び出す」作業につながってきます．文献を検索する際，キーワードを基に抽出された文献リストは，通常，タイトルで出力されてきます．この中から，自分の求める内容に合致する論文を的確に抜き出してくる力が必要になります．キーワードをうまく組み合わせても，リストアップされる論文が数十編以上になることはしばしばあります．その本文はもちろん，アブストラクトですら，リストに挙がる全てを読むことは賢明なやり方ではありません．**読む価値があるかないか，タイトルを見ただけで，きっちりと選別できる力が必要**です．

タイトルをたくさん読むことで，そこに濃縮された情報をきちんとくみ取ることができるようになります．

3. センス力

たくさんのタイトルを読むことで，英語のセンスが磨かれます．

読むうちに，いいタイトルとだめなタイトルがわかってきます．**いいタイトルだと，一目で本文の内容を予想でき，さらに「読んでみたい」という気になります．**さらに言えば，読み手が非ネイティブであろうが英語力が非常に貧弱であろうが全く関係なく，「読んでわかる」のがいいタイトルです．そういう良質のタイトルを数多く浴びるように読むうち，自然と英語のセンスが体に染みこんできます．

そのセンスは，自分が今度論文を書くときに，必ず役に立ちますよ．なんといっても，**査読者はまず，論文の「タイトル」に目を通します**から．そこで「なんじゃこりゃ！」となると，その先に，どんなに素晴らしい発見が書き連ねてあろうと，決して読んではもらえません．

そのいい例は身近にあります．たとえば，Yahoo! などの検索サイト．サイト上部にニュースやトピック欄があります．そこには時々刻々と新しいニュースや情報がヘッドライン表示されます．そこで「おっ！」と思ってクリックしてもらえなければ，その情報は読んでもらえませんね．

限られた語数で大意を伝え，その上，興味もそそる，そんなセンスが英語で身につく．タイトル読みって，すごいと思いませんか？

「すごいとは思うけど，自分にそんなことができるかなあ…」

と思ったら，まずは，日本語でチャレンジしてみましょう．

電車の中吊り広告，新聞の見出し，あるいは検索サイトのニュース・ヘッドライン，どれでもかまいません．せいぜい3日位続ければ，といっても，1日べったりとじゃなくて，手が空いたときに眺めてみれば，「日本語の」3力は確実にアップします．

日本語で大丈夫になったら，自信を持って，英語で「タイトル100本固め打ち」に進みましょう．

2-2-2　タイトル素材の選び方

スタ・トレに使うタイトル 100 本は，**メジャー医学誌**から拾ってきます．ここでいうメジャー医学誌，というのは，インパクトファクターが高く，しかも医学全般について広く扱っている英文医学雑誌を指します．

具体的には，以下の雑誌に掲載された原著論文のタイトルをこの本では使います．

・NEJM
・The Lancet
・BMJ

この 3 誌，抄読会などで，雑誌名くらいは耳にしたことがあるかもしれませんね．いわゆる，「医学雑誌界のビッグネーム」あるいは「グローバルスタンダード・ジャーナル」です．

医学英語初心者なのに，こんなすごい雑誌を？

たしかにビビりそうな大御所雑誌ではありますが…臆することは全くありません！

医学英語「初心者」だからこそ，まずはこれらのグローバルスタンダードでなきゃいけないのです．

その理由は 3 つあります．すなわち，

1. **極上の英語で書かれている**
2. **コンテンツが入手しやすい**
3. **情報が最先端である**

ということです．
では，順に説明していきます．

1. 極上の英語で書かれている

初心者であるほど，プロのトレーナーが必要です．

たとえば，テニスを練習するとき．下手同士でグラウンドストロークをしていても球拾いに忙しいだけでさっぱり上達しません．でもテニススクールに入ってプロのコーチに球出ししてもらって打つと，めきめきと打てるようになります．
英語だって同じことです．

インパクトファクターが高い，というのは，世界中のありとあらゆるところで参照されたり引用されたりしている，ということです．つまり，英語圏以外のドクターにも広く読まれている，非ネイティブのドクターでも読むことができる，というジャーナルなのです．

また，学術誌の場合，投稿から掲載までの間に査読が入ります．各ジャーナルでは年に何度か査読者を公表しています．それを見ると，欧米圏のみならず，世界中に査読者がいることがわかります．査読者のバックグラウンドがどのようであっても，しっかりと論文の内容が理解されるものでなければ，掲載には至らないのです．

元々，科学英語は文学作品に比べて平易でわかりやすいと言われています．
たとえば，ディズニー作品にもあるピーターパン，ご存じですか？ ストーリーとしては，幼稚園のお遊戯会でもやるくらいの内容です．これをかつて，1000 語レベルの洋書（ラダーシリーズ）で読んだことがあります．1000 語レベルというのは「はじめの一歩」のレベルなのですが，なかなかどうして，このピーターパン，非常に難しかったのです．どこが難しいかというと，英語圏のローカルルール，つまり文化的常識，昔話，言い伝え，風習，伝説，宗教的背景などを知らないと，それぞれの台詞や情景，直喩や隠喩，だじゃれなどの意味が全くつかめないのです．英語は読めるけれど内容は理解できなかったため，さっぱり楽しむことができませんでした．

その点，科学英語では，そうしたローカルルールは不要であり，むしろ排除されています．その傾向はメジャー誌になればなるほど顕著です．

さらに，掲載においては各誌の Editor（編集者）のチェックが入ります．Editor は各誌の名前に恥じない英語で書かれているかどうかも細かく見ています．必要であれば，直接添削を入れて著者に送り返してきます．私も以前，accept された後，論文が Editor によって真っ赤に添削されて戻ってきたことがありびっくりしたのを覚えています．

読み手の力量を問わない，シンプルかつハイクオリティな英語，これが初心者にはベストマッチです．

2. コンテンツが入手しやすい

どんなに優れた教材であっても，アクセスするのに手間がかかったり，ましてやお金がかかったりするようではせっかくのやる気も失せてしまいます．

その点，メジャー誌ではそうしためんどくささは一掃されています．

現在のようにインターネットが普及するまでは，紙ベースの医学誌を図書館か医局の書棚，あるいは個人購読で読むしかありませんでした．今でもこうした購読形態は維持されていて，「雑誌」としてそれぞれの書架にはあるはずです．これはこれで，紙のよさもあり，悪くはないのですが，いかんせん，アクセシビリティは低いと言わざるを得ません．

しかし，電子媒体を利用してコンテンツが頒布されている昨今では，インターネットがつながるところであれば，ウェブ上で，タイトルからアブストラクトまでたちどころに無料で読めるようになっています．回線速度にもよりますが，概ね，いつでもどこでもすぐに，読みたいタイトルを閲覧することが可能です．そして，こうした対応は，グローバルに展開しているメジャー誌ほど進んでいます．

また，E メールを使って，最新号発売と同時にタイトルを通知してくれるサービスやスマートフォンから容易に読めるよう無料配布されているアプリ

メジャー誌コンテンツの入手方法（2013 年 8 月時点）

	ウェブサイト	E メールアラート	iPhone アプリ	iPad アプリ
NEJM	http://www.nejm.org/	あり	あり	あり
The Lancet	http://www.thelancet.com/	あり		あり
BMJ	http://www.bmj.com/	あり		あり[註]

註：ただし，このアプリは BMJ 購読用なので，タイトル等の無料閲覧はできません．
E メールアラート（e-mail alert）はウェブサイトから設定できます．
iPhone アプリ，iPad アプリは，iTunes Store からダウンロードできます．

もあります．こうしたサービスを利用すれば，最新コンテンツが自動的に手元に流れてくるようになります．メジャー誌についていえば，**今や，コンテンツを入手するのに手間も暇も全くかからなくなった**のです．

一方，メジャー誌以外に目を移すと，必ずしもそこまで進んではいません．PubMed でアブストラクトまで公開しているのがせいぜいです．日本の学会誌でもほとんどは，せいぜい過去に発行したものをアーカイブとして会員だけに公開している程度です．

前述のメジャー誌について，コンテンツの入手方法を表に示しました．ひととおり，自分でアクセスするなり使うなりしてみてください．そして，使い勝手がよかったり，自分の持っている情報機器に適していたりするものを使うのが「続けるコツ」です．もちろん，1 つに絞る必要もないので，複数を併用するのも，飽きない工夫として，オススメです．

3. 情報が最先端である

慣れれば数秒で読めるタイトルとは言え，貴重な時間には違いありません．毎日毎時間毎秒がマルチタスクな生活を送っているのですから，英語学習といえども「英語だけ」学びました，ではもったいないですね．

忙しいさなかの隙間時間に，ちょっと目を閉じたい気持ちを脇に押しやるからには，それなりの価値なり意義なり，自分を納得させられる根拠が必要です．そうでないと，「ま，いっか．それよか，寝よ．」となって，いつまでも「読みトレ」が進まない，ということになりかねません．

わざわざ読むのは，そこに読む価値のある情報があるからです．

やってみるとわかりますが，**たかがタイトルだけ読んでいても，読んでない人に比べると数カ月は先をいくことができます．**私の経験では，タイトルを読んでから，だいたい 2～3 カ月すると，製薬会社の MR さんが「この前，弊社の××についてこのような論文が発表されまして」とフルカラーのパンフレットを持って説明にやってきます．そのときに，「あ，それ，出てましたねー」なんて言えるかどうか．言えたからといってどうってことはないのですが，気分的にはちょっといい感じになります．

だいたい，日々の臨床があまりに忙しいと，自分の知識をアップデートする間がありません．たとえ，聞きかじりでも，タイトルチラ見でも，新しい知見は仕入れておくに越したことはないのです．

そうした新しい知見こそが，メジャー誌に掲載されています．厳しい査読を経て，グローバルに知らしめるべき！という内容の論文だけが載っているのです．これを読まずして，何を読むべきでしょうか？

前にも書きましたが，「勉強のための勉強」をやる時間は，臨床医には残されていません．**医学の最先端を知る「ついでに」英語も勉強**できる，それがメジャー誌を読む意義です．

JCOPY 498-04814

2-2-3　タイトル 100 本固め打ちスタート！

そろそろ，気合い十分，というところでしょうか？
では，タイトル 100 本固め打ち，開始します．

この本だけで 100 本カバーします！

前項で，タイトルはメジャー 3 誌から拾ってくること，ウェブやアプリを利用してできるだけ手間をかけずに集めてくることを説明しました．

そうは言っても，ここで「はい，自分で，ウェブやアプリを設定して，やってみましょう！」ではあんまりですよね？　ですから，まずは，この本だけで，目標 100 本をクリアできるように構成しました．全部やり終えたら，ウェブやアプリでタイトルが読めるように設定してみましょう．まずは，どれか 1 誌，自分の E メールを登録したり，専用アプリをスマートフォンにダウンロードしたりして，実体験してみましょう．

ちなみに，私のオススメは，NEJM です．インパクトファクターの高さ，無料アプリの充実度，ウェブサイトの使い勝手，E メールアラートの設定の簡便性，そしていざとなれば，南江堂の専用サイトからアブストラクトの和訳を登録不要，無料で読めるという利便性からいっても，イチオシです．

タイトル 100 本固め打ちの進め方

「タイトル，っていったって『英語』100 本ですか?!」

って，もしかして，つぶやきました？

まだ何も始まってませんよ．止めるのはいつだってできます．まずは，ちょっとだけでも，やってみましょう．

タイトル 100 本固め打ちの進め方は 3 ステップです.

1. キーワードをひとつまみ
2. キーフレーズをひとつかみ
3. キーノート（基調）をわしづかみ

ワード（語）→フレーズ（句）→ノート（話）と，徐々に拾い上げる「単位」を増やしていきます．それぞれのステップについて，たっぷりと練習タイトルを投入していきますので，無理なく，最終ステップまでたどり着くことができます.

ローマは一日にして成らず

ただし，**一気に 100 本分やってみても何も残りません**．特に最初は，自分ができそうな本数の 8 割くらいで止めておく，というのが続けるコツです．「もうちょっとできそうだなあ」**「ちょっと物足りないなあ」くらいが適当量**です.

また，使うのは実際の論文タイトルですが，所詮，英語の練習です．完ペキに理解する必要は全然ありません．なぜならば，この本の出版時点で，すでに「過去の論文（アーカイブ）」と化しているからです．論文はフレッシュであることが命です．世に出た時点で「研究遺産」となります.

翻訳は不要です.

繰り返しになりますが,

いちいち，日本語にしないでください！

タイトルに出てくる英語は，疾患名や薬品名など「固有名詞」が多いです．それらのほとんどは日本語になりません．ならないついでに，その他の部分，たとえば「なにがどうした」の「どうした」部分も和訳なしで取り込みましょう．要は「なんの話なのか」がわかればいいので，そういうものはそのまんま，つまり英語のままで，内容をつかみます．

ただ，どうしても「和訳がないと不安で不安で…」という人のために，プロによる和訳を巻末につけました．和訳が気になって先に進めなくなったときに，利用してください（註）．

実践では時系列で進みましょう．

実際にアプリやウェブで読むときには，時系列，すなわち発行年月日順で見ていくことが多いと思います．

この本で使うメジャー3誌の発行曜日は次の通りです（2013年8月現在）．

木曜日	NEJM
土曜日	The Lancet と BMJ（プリント版）

したがって，この3誌をアプリなりEメールアラートなりで登録しておけば，各曜日にタイトルが自動的に流れてくるというわけです．

ただ，この3誌，英語の読みやすさに若干，差があります．私の感触ですが，NEJMが一番読みやすいと思います．ですから，自分でトレーニングするときには，最初はNEJMで開始し，慣れてきたところで，残りの2誌へと順次，対象を広げていくといいでしょう．

註：NEJMのアブストラクト和訳については，著作権上，南江堂のウェブサイトを参照していただくようになっております．お忙しいところ，お手数をおかけしますが，ご理解，ご協力のほど，よろしくお願いします．

2-2-3-1　ステップ 1　キーワードをひとつまみ

では，最初のステップのスタートです．

これから，タイトルを 100 本ほど提示します．

タイトル中のキーワードをチェックしていきましょう．
トレーニングなので，この本に直接，ぐりぐりとチェックしましょう．キーワードチェック用に赤ペンか，蛍光マーカーがあると便利です．なければ，胸ポケットの 3 色ボールペンを使ってもいいです．私のオススメは，ダーマトグラフという紙巻き色鉛筆です．書き心地が柔らかくて，筆圧で濃淡調節もできます．ただ，純正キャップはないので（色鉛筆ですから），ポケットに入れて持ち歩くにはあまり適当ではありません．

さあ，用意はいいですか？

まずは，NEJM からスタートします．なお，冒頭の番号は，トレーニングの目印として，著者が振ったものです．また，カッコ内は出典です．タイトルに集中するため，論文筆頭者等の情報は割愛しています．

NEJM

1. Rivaroxaban in patients with a recent acute coronary syndrome.
（N Engl J Med. 2012;366(1):9–19.）

2. Thrombin-receptor antagonist vorapaxar in acute coronary syndromes.（N Engl J Med. 2012;366(1):20–33.）

3. Efficacy results of a trial of a herpes simplex vaccine.
（N Engl J Med. 2012;366(1):34–43.）

4. *TFAP2E-DKK4* and chemoresistance in colorectal cancer.
(N Engl J Med. 2012;366(1):44-53.)

うひゃー，という声が聞こえてきましたが，落ち着きましょう．
ここは「キーワード」だけチェックして，ぐるぐる丸で囲めば OK です．
それぞれの「キーワード」はどこでしょうか？
「何の話か？」ということに集中しましょう．注目すべきはこちら．

→疾患名
→薬剤名
→治療法

このあたりのいわゆる「固有名詞」を見つけられれば，ミッション完了です．先ほどのタイトルの中ではどうなっているか，一緒に見てみましょう．

1. Rivaroxaban in patients with a recent acute coronary syndrome.
(N Engl J Med. 2012;366(1):9-19.)

知ってる単語はありますか？　上に書いた 3 つのどれかは見つかりますか？
「固有名詞」らしきものに線を引いてみます．

1. Rivaroxaban in patients with a recent acute coronary syndrome.
(N Engl J Med. 2012;366(1):9-19.)

“rivaroxaban” と “acute coronary syndrome” に関係した話らしい，と見当がつきます．どちらをキーワードにしても構いませんが，できれば，自分が「よく知っている語」にした方がいいでしょう．その方が，話の見当がつきやすくなります．キーワードが決まったら，そこに下線を引いたり，ぐるぐる丸で囲んだりして，チェックします．

私はここで，“acute coronary syndrome” をキーワードにしましたので，こうなりました.

> **1.** Rivaroxaban in patients with a recent acute coronary syndrome.
> （N Engl J Med. 2012;366(1):9-19.）

ここで，もし，“rivaroxaban” も “acute coronary syndrome” も知らなかったら，あるいは同程度に漠然とした知識しかなかったら，どうするか？というのが気になりますね．そのときは，

> ①とりあえず，ポストイットに書きとめる.
> ②この本の表紙ウラに貼っておく.
> ③気が向いたときに，あるいは貯まったら，まとめて調べてみる.

で対応します．いちいち，**わからない単語が出てくるたびに調べていたら嫌になっちゃいますよ.** 自分の仕事に必須ワードなら，今調べなくても，近い将来，絶対に「調べなくてはどうしようもない」時がやってきます．それからでも十分間に合います.

なお，この本に収載のタイトルについては巻末に和訳があります．そっちをちらっと見て「あ，なるほどね」と軽く処理するのもアリです.

残りの **2.** と **3.** についてもチェックしましょう．私のチェックしたキーワードには下線を引いておきました.

> **2.** Thrombin-receptor antagonist vorapaxar in acute coronary syndromes.（N Engl J Med. 2012;366(1):20-33.）

これも **1.** と同様，“acute coronary syndromes” の話らしい，と予想がつきます.

3. Efficacy results of a trial of a herpes simplex vaccine.
（N Engl J Med. 2012;366(1):34-43.）

こちらは，"a herpes simplex vaccine" でした.

4. *TFAP2E-DKK4* and chemoresistance in colorectal cancer.
（N Engl J Med. 2012;366(1):44-53.）

これは "colorectal cancer" の話ですね.

どうでしょう？

これで，NEJM の 1 週間分（2012 年 1 月 5 日号）の論文タイトルです. NEJM の場合，1 週にだいたい 4～5 本くらいの論文が掲載されるペースです. タイトルからキーワードをチェックするくらいなら，慣れてくれば 1 分かからなくなります.

コツは，「こだわらない」こと.

キーワードだけ抜き取る，という技に特化して鍛えます.

では，続けて. キーワードに下線を引いてみましょう.

5. Pertuzumab plus trastuzumab plus docetaxel for metastatic breast cancer.（N Engl J Med. 2012;366(2):109-19.）

6. Subclinical atrial fibrillation and the risk of stroke.
（N Engl J Med. 2012; 366(2): 120-9.）

7. Cardiac arrest during long-distance running races.
（N Engl J Med. 2012;366(2):130-40.）

8. Germline mutations in *HOXB13* and prostate-cancer risk.
(N Engl J Med. 2012;366(2):141-9.)

9. Fitness memberships and favorable selection in Medicare Advantage plans.（N Engl J Med. 2012;366(2):150-7.）

私は疾患メインで引いていますが，薬剤メインでも OK です．テストじゃないので，**「正解」はありません．**繰り返しますが，**「何の話か？」が自分でつかめればいい**のです．

5. Pertuzumab plus trastuzumab plus docetaxel for metastatic breast cancer.（N Engl J Med. 2012;366(2):109-19.）

6. Subclinical atrial fibrillation and the risk of stroke.
(N Engl J Med.2012;366(2):120-9.)

7. Cardiac arrest during long-distance running races.
(N Engl J Med. 2012;366(2):130-40.)

8. Germline mutations in *HOXB13* and prostate-cancer risk.
(N Engl J Med. 2012;366(2):141-9.)

9. Fitness memberships and favorable selection in Medicare Advantage plans.（N Engl J Med. 2012;366(2):150-7.）

キーワードだけでは「へ？」って感じのタイトルもあるかと思います（たとえば，**9.** など）．でも，気にしない気にしない．

左から右へ通り抜けて行く感じで，ささーっと読み流していきましょう．

10. *RAS* mutations in cutaneous squamous-cell carcinomas in patients treated with BRAF inhibitors.（N Engl J Med. 2012;366(3):207-15.）

11. Preliminary study of two antiviral agents for hepatitis C genotype 1.（N Engl J Med. 2012;366(3):216-24.）

12. Bone-density testing interval and transition to osteoporosis in older women.（N Engl J Med. 2012;366(3):225-33.）

13. Recurrent somatic *DICER1* mutations in nonepithelial ovarian cancers.（N Engl J Med. 2012;366(3):234-42.）

14. A mutation in the thyroid hormone receptor alpha gene.（N Engl J Med. 2012;366(3):243-9. Erratum in: N Engl J Med. 2012;367(15):1474.）

キーワードに下線を引いてみましょう．疾患名チェックで OK です．

10. *RAS* mutations in cutaneous squamous-cell carcinomas in patients treated with BRAF inhibitors.（N Engl J Med. 2012;366(3):207-15.）

11. Preliminary study of two antiviral agents for hepatitis C genotype 1.（N Engl J Med. 2012;366(3):216-24.）

12. Bone-density testing interval and transition to osteoporosis in older women.（N Engl J Med. 2012;366(3):225-33.）

13. Recurrent somatic *DICER1* mutations in nonepithelial ovarian cancers.（N Engl J Med. 2012;366(3):234-42.）

14. については，疾患名が入っていません．何についての話なのかを探して線を引きます．

14. A mutation in the thyroid hormone receptor alpha gene. （N Engl J Med. 2012;366(3):243-9. Erratum in:N Engl J Med. 2012;367(15):1474.）

ここまでで 14 本です．
なんとなく，線の引きどころが見えてきたでしょうか？

タイトル連続読みのスタ・トレ，初めてで疲れたでしょう？　ひとまず，休んで，続きは明日にしませんか？

～～初日トレーニング終了．おつかれさまでした．～～

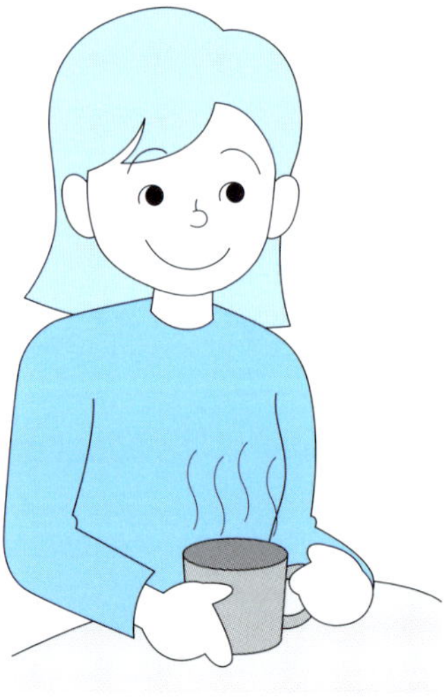

では，ジャーナルを替えて，The Lancet でやってみましょう．キーワードに線，お忘れなく．

The Lancet

15. Denosumab and bone-metastasis-free survival in men with castration-resistant prostate cancer: results of a phase 3, randomised, placebo-controlled trial.（Lancet. 2012;379(9810):39-46.）

16. Effectiveness of diabetes and hypertension management by rural primary health-care workers（Behvarz workers）in Iran: a nationally representative observational study.（Lancet. 2012;379(9810):47-54.）

17. Long-term outcome after additional catheter-directed thrombolysis versus standard treatment for acute iliofemoral deep vein thrombosis（the CaVenT study）: a randomised controlled trial.
（Lancet. 2012;379(9810):31-8.）

18. How well do international drug conventions protect public health?
（Lancet. 2012;379(9810):84-91.）

これで The Lancet の 1 号分（2012 年 1 月 7 日号）です．

NEJM とはちょっと違ったテイストを感じますか？　一目でわかるのは，The Lancet のタイトルは長い，ということですね．長くてもやることは同じです．**できるだけ一定のスピードで左から右へ視線を流して，キーワードを拾います**．

19. Post-mortem imaging as an alternative to autopsy in the diagnosis of adult deaths: a validation study.（Lancet. 2012;379(9811):136-42.）

20. Enoxaparin followed by once-weekly idrabiotaparinux versus enoxaparin plus warfarin for patients with acute symptomatic pulmonary embolism: a randomised, double-blind, double-dummy, non-inferiority trial. (Lancet. 2012;379(9811):123-9.)

21. Chemotherapy and human chorionic gonadotropin concentrations 6 months after uterine evacuation of molar pregnancy: a retrospective cohort study. (Lancet. 2012;379(9811):130-5.)

22. Comparison of annual versus twice-yearly mass azithromycin treatment for hyperendemic trachoma in Ethiopia: a cluster-randomised trial. (Lancet. 2012;379(9811):143-51.)

なかなか手強い単語が並んでいる！と思ったら，**とりあえず，「知ってる単語」に線を引いておくのも手**です．それが「主題」でなくても，内容に絡んでいることは間違いありませんから．

「正解執着主義」はとっとと手放すこと！

23. Healthy by law: the missed opportunity to use laws for public health. (Lancet. 2012;379(9812):283-5.)

24. The natural history of self-harm from adolescence to young adulthood: a population-based cohort study. (Lancet. 2012;379(9812): 236-43.)

25. Risk of pulmonary embolism in patients with autoimmune disorders: a nationwide follow-up study from Sweden. (Lancet. 2012;379(9812): 244-9.)

26. Effect of intravenous β-2 agonist treatment on clinical outcomes in acute respiratory distress syndrome（BALTI-2）: a multicentre, randomised controlled trial.（Lancet. 2012;379(9812):229-35.）

27. Efficacy and safety of an extended nevirapine regimen in infant children of breastfeeding mothers with HIV-1 infection for prevention of postnatal HIV-1 transmission（HPTN 046）: a randomised, double-blind, placebo-controlled trial.（Lancet.2012;379(9812):221-8.）

たとえば **25.** で，ほとんど知っている単語がなくて，唯一，“Sweden”しかわからん，という場合，この“Sweden”をキーワードとしてチェックしたって構わないのです．今の段階では，「なんだか，スウェーデンのほうの話」という程度で十分です．そもそも，このトレーニングをやらなければ，その「スウェーデンのほうの話」が，あの The Lancet に載っている，ということすら知らないわけです．それに比べれば，大進歩ですよ．もし誰かにこの話題を振られても，「ランセットに載ってたようですね．どんな内容でしたっけ？」な〜んて，振り返して，逆に教えてもらう，ということもできますから．

The Lancet の分は終了です．タイトル長くて，疲れたでしょう？
ここで 1 回休憩でーす．次のジャーナルは，ちょっと手強いかも，ですよ．

〜〜休憩タイム〜〜

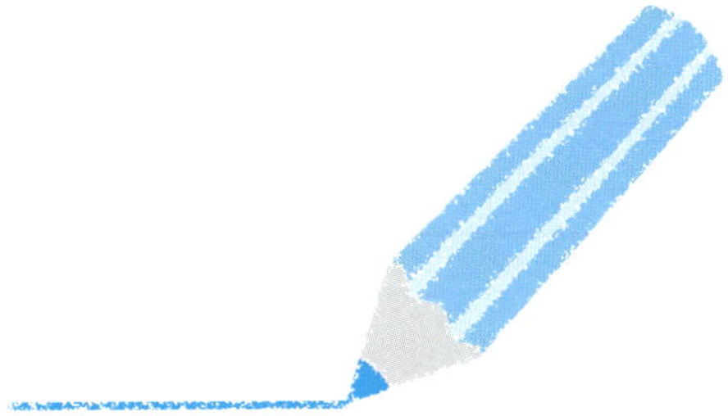

はい，では，BMJ を見てみましょう．BMJ の“B”は“British”の B です．イギリス英語が見られるでしょうか？[註]

BMJ

28. Effect of reporting bias on meta-analyses of drug trials: reanalysis of meta-analyses.（BMJ. 2012;344:d7202.）

29. Publication of NIH funded trials registered in ClinicalTrials.gov: cross sectional analysis.（BMJ. 2012;344:d7292.）

30. Compliance with mandatory reporting of clinical trial results on ClinicalTrials.gov: cross sectional study.（BMJ. 2012;344:d7373.）

31. Assessment of publication bias, selection bias, and unavailable data in meta-analyses using individual participant data: a database survey.（BMJ. 2012;344:d7762.）

32. Understanding why evidence from randomised clinical trials may not be retrieved from Medline: comparison of indexed and non-indexed records.（BMJ. 2012;344:d7501.）

33. Impact of document type on reporting quality of clinical drug trials: a comparison of registry reports, clinical study reports, and journal publications.（BMJ. 2012;344:d8141.）

これで BMJ の 1 号分（2012 年 1 月 7 日号）です．
むむむ，ってなってますね？

註：BMJ では Web で発表された論文を後追いで Print 版に掲載することが多くなっています．そのため，発表年月日と発表誌の発行年月日は必ずしも一致しません．便宜上，Print 版をベースにタイトルを並べています．

いきなり，強面のタイトルが並んでいます．この号については，頼みの綱の疾患名が出てきません．どうしましょうか？

そんなときには，**「冒頭の語を狙え！」**です．

英語は構造上，主題となる語句が先頭に来て，その後ろに説明や修飾語が続きます．その傾向は，タイトルでも同じです．ですから，冒頭の語，たとえば，**30.** であれば“Compliance”を引っかけておきます．中身の詳細は問わないのが今の段階なので，最適解でなくていいんです．

34. Possible net harms of breast cancer screening: updated modelling of Forrest report.（BMJ. 2011;343:d7627.）

35. Overdiagnosis from non-progressive cancer detected by screening mammography: stochastic simulation study with calibration to population based registry data.（BMJ. 2011;343:d7017.）

36. Immediate and late benefits of treating very elderly people with hypertension: results from active treatment extension to Hypertension in the Very Elderly randomised controlled trial.（BMJ. 2012;344:d7541.）

37. Association between bisphosphonate use and implant survival after primary total arthroplasty of the knee or hip: population based retrospective cohort study.（BMJ. 2011;343:d7222.）

The Lancet にも増して，タイトルが長いです．気持ちが萎えそうですか？
そこをふんばって，タイトルをじっと見てみます．気がつくことがありますか？

そうです，コロン“：”以降の部分がコロン以前の部分の説明になっています．

「要点が先に来る」のが英語の特徴です．調子の出ないときや読んでて退屈したときには**コロン以前だけ**，つまんで読んでも内容はつかめます．何事も臨機応変です．

38. Effectiveness of strategies incorporating training and support of traditional birth attendants on perinatal and maternal mortality: meta-analysis.（BMJ. 2011;343:d7102.）

39. Perinatal and maternal outcomes by planned place of birth for healthy women with low risk pregnancies: the Birthplace in England national prospective cohort study.（BMJ. 2011;343:d7400.）

40. Timing of onset of cognitive decline: results from Whitehall II prospective cohort study.（BMJ. 2011;344:d7622.）

重要そうだけどよく知らないと言う単語が出てきたら，すかさずポストイット！　取りあえずメモして貯めておくだけでもいいんです．未知は既知のチャンスです．桃太郎が生まれたのは，上流から流れてきた桃をおばあさんがスルーしないでゲットしたからです．見逃さずにつかまえて自分のモノにしましょう．

ここまでで，**計 40 本のタイトル**を読んできました．いかがでしょうか？なんということなく終わっちゃいましたよね？

結局，ここでは，キーワード，といいつつも，実はタイトルの中から「知ってる語」を見つけるトレーニングでした．それでもなんとなく，それぞれ**何の話かという見当**はついたのではないでしょうか？

では，次のステップ，「キーフレーズをひとつかみ」へ進みましょう．

2-2-3-2　ステップ 2　キーフレーズをひとつかみ

「キーワード」が「どうした？」

ここでは，タイトルから「キーフレーズ」をつかみ出します．
つかみどころはこちら

「キーワード」がどうした？の「どうした？」部分を見つける

キーワードからキーフレーズへのステップアップはちょうど，子供の発達でいうところの，

一語文から二語文へ
　例：「ワンワン」→「ワンワン，来た」

にあたります．

基本は「キーワード」なので，タイトルによっては，前項で練習した「キーワード」をつまんだだけで十分，というものもあります．ステップ 2 としては，ステップ 1 も併せての練習，すなわち**「キーワード＆キーフレーズ」を見ていく練習**となります．

まずは前項同様に，ジャーナル別でやってみましょう．
ここでも NEJM でトレーニングをスタートします．

41. JAK inhibition with ruxolitinib versus best available therapy for myelofibrosis.（N Engl J Med. 2012;366(9):787-98.）

42. A double-blind, placebo-controlled trial of ruxolitinib for myelofibrosis.（N Engl J Med. 2012;366(9):799-807.）

43. A randomized trial of nicotine-replacement therapy patches in pregnancy.（N Engl J Med. 2012;366(9):808-18.）

44. Placebo-controlled trial of amantadine for severe traumatic brain injury.（N Engl J Med. 2012;366(9):819-26.）

では，**41.** について，やってみますよ．

> **41.** JAK inhibition with ruxolitinib versus best available therapy for myelofibrosis.（N Engl J Med. 2012;366(9):787-98.）

まず，キーワード．

「**疾患名を探せ！**」という原則に沿って，“myelofibrosis”をチェックします．

次に，「**myelofibrosisがどうしたって？**」という部分を見つけるべく，タイトルを見直してみると，

> **41.** JAK inhibition with ruxolitinib versus best available therapy for myelofibrosis.（N Engl J Med. 2012;366(9):787-98.）

この下線部が関係ありそうです．しかし，ここで，

JAK inhibition?　初耳！

だった場合，

知らん，わからん，はい終わり．

になりそうですが，

…そうならないでくださいね．

どうせ練習，たかがタイトルなんです，「だいたいがわかれば」いいんです．もう一度，知ってる単語がないか，見てみます．どうやら，

versus therapy

あたりは，わかりそうな気がします．JAK inhibition を知らなくても，

どうも，versus の前後を比較した，治療の話らしい

という予想がつきます．

（もし，versus も therapy もわからなかったら，ポストイットへメモです．なお，versus は，よくある VS，つまり，
ライダー VS ショッカー
みたいなときに出てくる，あの VS のフルスペルです．論文のタイトルでもよく使われています．）

となると，ここは，

“なんか と，なんか を比較した，治療の話”

というところまでわかりますね．キーフレーズのつかみはこれで OK!

NEJM は，前項で見てきたように，タイトル自体が相当に短く，濃縮され

てます．だから，キーフレーズをつかもうとすると，タイトルのほとんど全部を丸づかみになってしまうこともあります．この **41.** について，強いてキーフレーズとして下線を引くとこうなります．

> **41.** JAK inhibition with ruxolitinib versus best available therapy for myelofibrosis.（N Engl J Med. 2012;366(9):787-98.）

丸づかみになっちゃいますね．

ともかく，「キーワードがどうした？」というのが「キーフレーズ」づかみのポイントです．

ここで，“JAK inhibition”が気になる人もいるかと思います．どうしても気になって知りたい，というときには，アブストラクトを読みます．たいていの場合，「知らない用語の定義」は，アブストラクトの最初に解説が書かれています．明瞭簡潔に書かれていることが多いので，Google で調べるよりはわかりやすいことも多いです．でも，まだちょっと，ハードルが高いかな？「あとで」調べることにして進んで（そのまま忘れちゃっても），もちろん，かまいませんよ．

続いて **42.** を見てみましょう．

> **42.** A double-blind, placebo-controlled trial of ruxolitinib for myelofibrosis.（N Engl J Med. 2012;366(9):799-807.）

キーワードを「疾患名」でチェックしてみます．

> **42.** A double-blind, placebo-controlled trial of ruxolitinib for myelofibrosis.（N Engl J Med. 2012;366(9):799-807.）

“myelofibrosis”がどうしたのでしょうか？

> **42.** A double-blind, placebo-controlled trial of ruxolitinib for myelofibrosis.（N Engl J Med. 2012;366(9):799-807.）

“trial of ruxolitinib”とあります．“trial”って，和製英語的にいうと「トライアル」です．だから「トライしたんだー」という感触がつかめればOK．ここが「どうした」部分になります．従って，**42.** のキーフレーズに下線を引くとこうなります．

> **42.** A double-blind, placebo-controlled trial of ruxolitinib for myelofibrosis.（N Engl J Med. 2012;366(9):799-807.）

つまり，「myelofibrosisについて，ruxolitinibのトライアル」を行った話，ということになります．

翻訳は不要ですが，頭の中で，この程度の「日本語」にするのはかまいません．その方がすっきりしてストレスがないかもしれませんね．無理に「英語オンリーで」と肩に力が入ると続きません．ルー大柴さんの「ルー英語」風にいきましょう．

> **43.** A randomized trial of nicotine-replacement therapy patches in pregnancy.（N Engl J Med. 2012;366(9):808-18.）

キーワードはどれにしますか？　私はここにしました．

> **43.** A randomized trial of nicotine-replacement therapy patches in pregnancy.（N Engl J Med. 2012;366(9):808-18.）

“nicotine-replacement therapy patches”，いわゆる「ニコチンパッチ」ですね．それをどうしたのでしょうか？という目でその前を見ると

> **43.** A randomized trial of nicotine-replacement therapy patches in pregnancy.（N Engl J Med. 2012;366(9):808-18.）

A randomized trial を実施した，という内容ですね．これは「ランダムにトライした」つまり，「ランダム化試験」です．だから，キーフレーズとしては，

> **43.** A randomized trial of nicotine-replacement therapy patches in pregnancy.（N Engl J Med. 2012;366(9):808-18.）

となります．つまり，
「ニコチンパッチ治療についてランダム化試験を実施した話」
ですね．

> **44.** Placebo-controlled trial of amantadine for severe traumatic brain injury.（N Engl J Med. 2012;366(9):819-26.）

キーワードを拾いましょう．疾患名に準じたところは，というと

> **44.** Placebo-controlled trial of amantadine for severe traumatic brain injury.（N Engl J Med. 2012;366(9):819-26.）

それがどうした？を探しましょう．

> **44.** Placebo-controlled trial of amantadine for severe traumatic brain injury.（N Engl J Med. 2012;366(9):819-26.）

すぐ前にありました．amantadine の placebo-controlled trial を実施したんですね．placebo-controlled trial とは，プラセボをコントロールに使ったトライアル，です．ここも，キーワード&キーフレーズで，タイトル全部になります．

> **44.** Placebo-controlled trial of amantadine for severe traumatic brain injury.（N Engl J Med. 2012;366(9):819-26.）

この「丸づかみ」はちょっと多すぎるぞ〜，というときは，さらに絞って，これでもいいでしょう．

44. Placebo-controlled trial of amantadine for severe traumatic brain injury.（N Engl J Med. 2012;366(9):819-26.）

brain injury について，amantadine のトライアルをやった話，ということになりますね．大筋わかればいいんです．

では，続けて．

45. Intratumor heterogeneity and branched evolution revealed by multiregion sequencing.（N Engl J Med. 2012;366(10):883-92. Erratum in: N Engl J Med. 2012;367(10):976.）

46. Donepezil and memantine for moderate-to-severe Alzheimer's disease.（N Engl J Med. 2012;366(10):893-903.）

47. Enzyme-replacement therapy in life-threatening hypophosphatasia.（N Engl J Med. 2012;366(10):904-13.）

48. A 12-month phase 3 study of pasireotide in Cushing's disease.（N Engl J Med. 2012;366(10):914-24. Erratum in: N Engl J Med. 2012;367(8): 780.）

49. Immunologic correlates of the abscopal effect in a patient with melanoma.（N Engl J Med. 2012;366(10):925-31.）

45. から見ていきましょう．

45. Intratumor heterogeneity and branched evolution revealed by multiregion sequencing.（N Engl J Med. 2012;366(10):883-92. Erratum in:N Engl J Med. 2012;367(10):976.）

まずキーワードを見つけましょう．何の話か，というのを見ていくと

45. Intratumor heterogeneity and branched evolution revealed by multiregion sequencing.（N Engl J Med. 2012;366(10):883-92. Erratum in:N Engl J Med. 2012;367(10):976.）

これがどうしたのか，というと，

45. Intratumor heterogeneity and branched evolution revealed by multiregion sequencing.（N Engl J Med. 2012;366(10):883-92. Erratum in:N Engl J Med. 2012;367(10):976.）

multiregion sequencing で reveal された，と言っています．ここに出てくる単語で，うへぇ，となっちゃったら，さくっと，このタイトルは飛ばして，次に進みましょう．わかるのだけ見ていっても量的には十分なだけのトレーニングをこの先用意していますから．

46. Donepezil and memantine for moderate-to-severe Alzheimer's disease.（N Engl J Med. 2012;366(10):893-903.）

疾患名を探しましょうか．

46. Donepezil and memantine for moderate-to-severe Alzheimer's disease.（N Engl J Med. 2012;366(10):893-903.）

それがどうしたのか，といえば，

46. Donepezil and memantine for moderate-to-severe Alzheimer's disease.（N Engl J Med. 2012;366(10):893-903.）

donepezil と memantine 絡みの研究をやったようです．キーフレーズとして下線を引くとこうなります．

46. Donepezil and memantine for moderate-to-severe Alzheimer's disease.（N Engl J Med. 2012;366(10):893-903.）

詳しいことはタイトルからはわかりませんが，あー，そうなんだ，で，次に進みます．

47. Enzyme-replacement therapy in life-threatening hypophosphatasia.（N Engl J Med. 2012;366(10):904-13.）

疾患名はありますか？

47. Enzyme-replacement therapy in life-threatening hypophosphatasia.（N Engl J Med. 2012;366(10):904-13.）

で，それがどうしたのでしょうか？

47. Enzyme-replacement therapy in life-threatening hypophosphatasia.（N Engl J Med. 2012;366(10):904-13.）

"Enzyme-replacement therapy" を実施した研究，というのがわかります．だから，

47. Enzyme-replacement therapy in life-threatening hypophosphatasia.（N Engl J Med. 2012;366(10):904-13.）

どんどん，いきますよ．

48. A 12-month phase 3 study of pasireotide in Cushing's disease.（N Engl J Med. 2012;366(10):914-24. Erratum in:N Engl J Med. 2012;367(8):780.）

キーワードは Cushing's disease になります．
「どうした？」を探すと，その前に "study" というのがありますから，

キーフレーズは

> **48.** A 12-month phase 3 study of pasireotide in Cushing's disease.（N Engl J Med. 2012;366(10):914-24. Erratum in:N Engl J Med. 2012;367(8):780.）

となります．phase 3 study は，よく治験で出てくる「第 3 相試験」のことです．

というわけで，**48.** は Cushing 病について pasireotide の第 3 相試験をやった話，とつかみます．

次です．

> **49.** Immunologic correlates of the abscopal effect in a patient with melanoma.（N Engl J Med. 2012;366(10):925-31.）

キーワードは melanoma ですね．

それがどうしたのかと前を見ると，“the abscopal effect” とあります．“abscopal” がわからなかったら，ポストイット！

> **49.** Immunologic correlates of the abscopal effect in a patient with melanoma.（N Engl J Med. 2012;366(10):925-31.）

つまり，**49.** は “melanoma での abscopal effect の話” とつかみます．

なお，abscopal effect がぴんと来ないときには，このタイトルのキーフレーズとして，

> **49.** Immunologic correlates of the abscopal effect in a patient with melanoma.（N Engl J Med. 2012;366(10):925-31.）

をチェックしてもかまいません．要は，何となく何を言っているかがわかる，というのが大切です．

そろそろ，慣れてきましたか？
では下線なしにしてみます．自分でやってみましょう．

50. Prostate-cancer mortality at 11 years of follow-up.（N Engl J Med. 2012;366(11):981-90. Erratum in:N Engl J Med. 2012;366(22):2137.）

50. キーワード　：Prostate-cancer
「どうした？」：mortality
キーフレーズ：Prostate-cancer mortality

つまり，
「前立腺癌の mortality の話」となります．

ここまで一気に読んできたなら，ちょうど休憩タイムですよ．首と肩をぐるっと回して深呼吸しましょう．

はい，続いて，The Lancet をやりましょう．

The Lancet

51. A pilot programme of organ donation after cardiac death in China.（Lancet. 2012;379(9818):862-5.）

52. A practical molecular assay to predict survival in resected non-squamous, non-small-cell lung cancer: development and international validation studies.（Lancet. 2012;379(9818):823-32.）

53. Trends in access to health services and financial protection in China between 2003 and 2011: a cross-sectional study.（Lancet. 2012;379(9818):805-14. Erratum in:Lancet. 2012;380(9845):888.）

54. Prevalence of chronic kidney disease in China: a cross-sectional survey.
（Lancet. 2012;379(9818):815-22. Erratum in:Lancet. 2012;380(9842):650.）

The Lancet のタイトルは NEJM と比べると長いです．長い分，キーフレーズも本来の「フレーズ」としてつかみやすくなっています．長くてくじけそうだったら，ひとまず，コロン（：）までを読んでみてもいいでしょう．

51. キーワードは，organ donation ですね．
キーワードがどうした？という目で，キーフレーズを探してみましょう．
キーフレーズに下線を引くと，こうなります．

51. A pilot programme of organ donation after cardiac death in China.
（Lancet. 2012;379(9818):862-5.）

NEJM での練習と比べて，いくらか「フレーズ」らしくなってます．このあたりはタイトルに沿って，臨機応変でやっていきます．ポイントは，「キーワードがどうした話？」です．そこさえ押さえておけばいいんです．

そういう訳で，**51.** は「organ donation の pilot programme の話」となります．

52. これのキーワードは，resected non-squamous, non-small-cell lung cancer です．それがどうした話かというと，キーフレーズはここ．

52. A practical molecular assay to predict survival in resected non-squamous, non-small-cell lung cancer: development and international validation studies.（Lancet. 2012;379(9818):823-32.）

つまり，
「resected non-squamous, non-small-cell lung cancer における a practical

molecular assay の話」となります.

53. これのキーワードは，Trends です．それがどうしたのかというと，

> **53.** Trends in access to health services and financial protection in China between 2003 and 2011: a cross-sectional study.
> (Lancet. 2012;379(9818):805-14. Erratum in:Lancet. 2012;380(9845):888.)

と，下線部がキーフレーズとなります.

54. キーワードは，chronic kidney disease です．これを中心にキーフレーズをつかむと，下線部になります.

> **54.** Prevalence of chronic kidney disease in China: a cross-sectional survey.
> (Lancet. 2012; 379(9818):815-22. Erratum in:Lancet. 2012;380(9842):650.)

どうですか？ The Lancet のタイトルからのキーフレーズづかみ，慣れてきましたか？ イメージとしては，**タイトルをさらに濃縮する感じ**です．すでに濃縮済みの NEJM と比べると，作業がやりやすいかもしれません.

55. Inheritance of coronary artery disease in men: an analysis of the role of the Y chromosome.（Lancet. 2012;379(9819):915-22.）

56. Intracoronary cardiosphere-derived cells for heart regeneration after myocardial infarction（CADUCEUS）: a prospective, randomised phase 1 trial.（Lancet. 2012;379(9819):895-904.）

57. Intracoronary versus intravenous bolus abciximab during primary percutaneous coronary intervention in patients with acute ST-elevation myocardial infarction: a randomised trial.
(Lancet. 2012;379(9819):923-31.)

下線なしでいきます．でも，自分では下線なりマーカーなりを引いて読んでいってくださいね．

55. キーワード　：coronary artery disease
キーフレーズ：Inheritance of coronary artery disease

56. キーワード　：heart regeneration
キーフレーズ：Intracoronary cardiosphere-derived cells for heart regeneration

57. キーワード　：acute ST-elevation myocardial infarction
キーフレーズ：Intracoronary versus intravenous bolus abciximab in acute ST-elevation myocardial infarction

キーフレーズは，タイトル中の語句をつかみだしているので，抜き書き部分は英語としては正確ではない場合もあります．その点はご了承くださいね．自分で線を引くときも，別にそれでまとめを作って発表するわけではないので，おおらかに，ずいずいと引いていきましょう．

58. Burn size and survival probability in paediatric patients in modern burn care: a prospective observational cohort study.
(Lancet. 2012;379(9820):1013-21.)

59. Depression in adolescence. (Lancet. 2012; 379(9820): 1056-67.)

60. The effect of cord cleansing with chlorhexidine on neonatal mortality in rural Bangladesh: a community-based, cluster-randomised trial.
(Lancet. 2012;379(9820):1022-8.)

The Lancet のタイトル，長いけれど，慣れると内容も推察できるようになっていますね.

58. ズバッといってみましょうか.
キーワード　：in modern burn care
キーフレーズ：Burn size and survival probability in modern burn care

59. ここまで短いとどうしようもないです．キーフレーズはキーワードも込みで全部.
Depression in adolescence

60. キーワード　：on neonatal mortality
キーフレーズ：The effect of cord cleansing on neonatal mortality

これで The Lancet の分は終了です．NEJM とは違った味わいのタイトルが並んでいましたね．使われている英語はどちらも良質かつ標準的なものです．キーフレーズの中で，薬剤名や疾患名などの固有名詞以外で未知な単語があれば，一度まとめて意味をチェックしておきましょう．このときも，ポストイットを活用して！　単語と意味を一緒にメモしておくといいですよ.

じゃ，The Lancet は終わり．ジャーナル替えたら休憩ね.
ここでブレイク！
一息入れたら，BMJ をやります.

61. Acute cannabis consumption and motor vehicle collision risk: systematic review of observational studies.（BMJ. 2012;344:e536.）

62. Effect of specific exercise strategy on need for surgery in patients with subacromial impingement syndrome: randomised controlled study.（BMJ. 2012;344:e787.）

63. Health symptoms during midlife in relation to menopausal transition: British prospective cohort study.（BMJ. 2012;344:e402.）

64. Impact of single centre status on estimates of intervention effects in trials with continuous outcomes: meta-epidemiological study.（BMJ. 2012;344:e813.）

早速，取りかかりましょう．

61. これは，

Acute cannabis consumption and motor vehicle collision risk

という全体がキーフレーズになりますね．キーワードとしてピックアップするのは難しいです．なお，cannabis というのは「大麻」のことです．

62. このタイトルではキーワードを疾患名で探してみましょう．

subacromial impingement syndrome

が見つかります．こんなの知らないよ，というときには，一応，ポストイットへ．これは疾患名なので，気が向けば調べる程度で OK です．

それが「どうした？」を探してみると，

Effect of specific exercise strategy

がありますね．キーフレーズは，

Effect of specific exercise strategy in subacromial impingement syndrome

となります．

63. キーワード　：menopausal transition

キーフレーズ：Health symptoms ... menopausal transition

英語として完成形をなしていなくてもいいんです．単語と単語をつなげて，内容が類推できれば十分です．

64. これは，いわゆる臨床研究ではなさそうですが，キーワードを探ってみます．何の話かを見てみると，こちら．

trials with continuous outcomes

それがどうしたのかと見てみると，

Impact of single centre status ... in trials with continuous outcomes

というキーフレーズになります．

さすが BMJ，なかなか骨のあるタイトルが続きます．

65. Meta-analysis of individual patient data in randomised trials of self monitoring of blood glucose in people with non-insulin treated type 2 diabetes.（BMJ. 2012;344:e486.）

66. Group art therapy as an adjunctive treatment for people with schizophrenia: multicentre pragmatic randomised trial.（BMJ. 2012;344:e846.）

67. Influence of definition based versus pragmatic birth registration on international comparisons of perinatal and infant mortality: population based retrospective study.（BMJ. 2012;344:e746.）

68. Primary screening for human papillomavirus compared with cytology screening for cervical cancer in European settings: cost effectiveness analysis based on a Dutch microsimulation model.（BMJ. 2012;344:e670.）

NEJM と比べるとはるかに単語数が多いですが，ひるまないで，まずはキーワードを探しましょう．

65. キーワードは，non-insulin treated type 2 diabetes

何をやった研究か，というのを見つけます．ただし，このタイトル，二重構造になっていますね．つまり，

randomised trials of self monitoring of blood glucose に関して，

Meta-analysis をやりました

とあります．厄介ですが，キーフレーズとしてはこんな感じで取り出します．

Meta-analysis ... in randomised trials of self monitoring of blood glucose ... non-insulin treated type 2 diabetes

かなり詳しいキーフレーズになっています．ざっくりいくなら，

Meta-analysis ... type 2 diabetes

つまり，2 型糖尿病患者について，なにかしらのメタアナリシス，でいいです．当たらずといえども遠からず，というあたりで手を打つのも賢明な策です．

66. キーワード：schizophrenia

何の話かというと，Group art therapy なので，キーフレーズは

Group art therapy ... schizophrenia

となります．

67. これもまた，骨太なタイトルです．

キーワードとして，perinatal and infant mortality あたりをピックアップ．

そして中程の，単語がミシッと詰まった部分は飛ばして，ざっくりとキーフレーズ．

Influence ... on international comparisons of perinatal and infant mortality

これくらいでもなんとなくは推察できます．

68. キーワード　：human papillomavirus

キーフレーズ：Primary screening for human papillomavirus

長いタイトルになると，重要そうに見える部分があちこちにありますが，

できるだけ，短く拾えるように心がけます．でないと，読むのが嫌になります．どうしても，というときは，**わかる単語を拾うだけでもいい**です．もし，わかる単語が 1 つもなかったら？　黙ってそのタイトルはスルーします．

69. Differential risk of death in older residents in nursing homes prescribed specific antipsychotic drugs: population based cohort study.（BMJ. 2012;344:e977.）

70. Effects of gestational age at birth on health outcomes at 3 and 5 years of age: population based cohort study.（BMJ. 2012;344:e896.）

線を引きながら，を忘れずに．

69. キーワード　：prescribed specific antipsychotic drugs
キーフレーズ：Differential risk of death ... prescribed specific antipsychotic drugs

70. キーワード　：health outcomes
キーフレーズ：Effects of gestational age at birth on health outcomes

さて，NEJM，The Lancet，BMJ 3 誌を使って，キーフレーズを見つける練習をしてきました．頭も目も手も疲れましたね．自分でやってみるときも，キリのいいところでブレイクタイムにしてくださいね．遊びながらやるくらいでちょうどいいんですよ．

次からは，今の練習をちょっとだけステップアップして，キーノート読みトレをやっていきます．

さ，休憩休憩．

2-2-3-3　ステップ3　キーノートをわしづかみ

タイトルをじゅわじゅわっと深読みする

前項までに，論文タイトルのキーワードとキーフレーズをピックアップする練習をしっかりやってきました．ここでは，さらにもう一歩進めて，キーノートをわしづかみして，さくさくタイトルをさばいていくトレーニングをやりましょう．

キーワードは「語」，キーフレーズは「句」，そしてキーノートは「話」であると前に説明しましたね（参照：2-2-3　タイトル100本固め打ちスタート！）．つまり，キーノート読みでは，タイトルを通して，その**論文の中身を「できるだけ」推測**します．もちろん，タイトルは限られた語数で構成されているので，論文の内容すべてを正確につかむことはできません．しかし，優れたタイトルは，それだけで内容を予感させることができます．キーノートは，後で詳しく説明しますが，自分が読むべき論文なのかどうかを判断する有力な手がかりとなるのです．

とはいえ，キーノートの読み取り方もキーワードやキーフレーズのつかみ方の延長線上にあります．これまで，意識的に「読み落としてきた」部分まで視野を広げ，情報をすくい取っていきます．

その際に参考になるのが「構造化抄録」と呼ばれるアブストラクトの形式です．1-7でも触れましたが，再掲します．これは，世界的な医学雑誌の編集者会議であるInternational Committee of Medical Journal Editors（ICMJE）が提唱しているもので，次のような構成になっています．

Objectives（目的）
Design（研究デザイン）
Setting（研究施設）
Subjects（標的集団，対象・患者）
Intervention（介入），Exposure（要因）
Main outcome measures & analysis
（主要なアウトカム変数と統計手法）
Results（結果）
Conclusion（結論）

（『リサーチ・クエスチョンの作り方』NPO 法人健康医療評価研究機構，福原俊一）

現在多くの医学誌ではこの形式に則ったアブストラクトを投稿規定として採用しています．この構成をちょっと頭に入れてタイトルを読んでみると，キーノートがつかみやすいでしょう．

それでは，実践！実戦！ 早速，トレーニングに移りましょう．

まずは，NEJM から．

NEJM は，タイトルが非常に短いのが特徴的でしたね．こうした短いタイトルからキーノートをつかみ出すトレーニングを行うと，「想像力」や「類推力」が鍛えられます．この場合，その推測した内容が，本論と合致しているかどうかは，それほど重要ではありません．**短いタイトルを通して，その向こうの論旨を透かし読む**，その「**先読み力**」が，英文を読むときのパワフルな力になるのです．

71. Eltrombopag and improved hematopoiesis in refractory aplastic anemia.（N Engl J Med. 2012;367(1):11-9. Erratum in:N Engl J Med. 2012;367(3):284.）

このタイトルの構成は，
薬剤名（eltrombopag）＋事象（improved hematopoiesis）＋疾患（refractory aplastic anemia）
となっています．ここでは，タイトルの中に“improved”という状況説明の一語が入っていることに着目．すると，

キーノート：refractory aplastic anemia に対して eltrombopag を使って，hematopoiesis が改善したのではないか？

と推測できます．

72. Estimating glomerular filtration rate from serum creatinine and cystatin C.（N Engl J Med. 2012;367(1):20-9. Erratum in:N Engl J Med. 2012;367(7):681.）

ここは，最初に eGFR が出てきて，続いて“from”，そして“serum creatinine and cystatin C”ときます．だから，

キーノート：serum creatinine と cystatin C から eGFR を算出する方法だろうか？

とつかみます．

73. Cognitive trajectories after postoperative delirium.
（N Engl J Med. 2012;367(1):30-9.）

"cognitive trajectories" がメインで，その追加説明として "after post-operative delirium" が続きます．従って，

キーノート：postoperative delirium を起こした後の患者について cognitive trajectories をフォローした検討

と推測します．

74. **A pooled analysis of vitamin D dose requirements for fracture prevention.** (N Engl J Med. 2012;367(1):40-9. Erratum in: N Engl J Med. 2012;367(5):481.)

まず解析手法が pooled analysis であると提示して，その後に，何についての検討かが記載されています．従って，

キーノート：pooled analysis を実施して，vitamin D が fracture prevention にどのくらい必要となるのかを検討した研究

と読み取ることができます．

75. **Improved survival with MEK inhibition in BRAF-mutated melanoma.** (N Engl J Med. 2012;367(2):107-14.)

キーノート：MEK inhibition により，BRAF-mutated melanoma で survival が improved したという結果

研究のアウトカム（註）として MEK inhibition での生存率を検討し，その結

註：アウトカムとは，ざっくり言えば，その研究で立てた仮説（正確には帰無仮説）を正しいと判定するかどうかを決定づける定量化項目です．エンドポイントと同義で使われることも多いです（厳密には，アウトカム≠エンドポイントですが，この本では同義として取り扱います）．参照：『「医学統計英語」わかりません !!』（東京図書，石野祐三子＋秋田カオリ）

果は良好であったのではないか，と推測できます．

76. Potassium channel KIR4.1 as an immune target in multiple sclerosis.
（N Engl J Med. 2012;367(2):115-23.）

キーノート：KIR4.1 カリウムチャンネルは multiple sclerosis での immune target だとわかった（らしい）

77. Hydroxyethyl starch 130/0.42 versus Ringer's acetate in severe sepsis.（N Engl J Med. 2012;367(2):124-34. Erratum in:N Engl J Med. 2012;367(5):481.）

キーノート：hydroxyethl starch 130/0.42 と Ringer's acetate を重症敗血症治療において比較検討した結果（どっちがどうだったかは，タイトルからは不明.）

これは"vs タイトル"ですね．vs の前を後ろと比較した，つまり，前の方がメインです．

78. Blockade of lymphocyte chemotaxis in visceral graft-versus-host disease.（N Engl J Med. 2012;367(2):135-45.）

キーノート：lymphocyte chemotaxis 阻害を visceral GVH disease で観察した

79. Radical prostatectomy versus observation for localized prostate cancer.（N Engl J Med. 2012;367(3):203-13. Erratum in:N Engl J Med. 2012;367(6):582.）

キーノート：限局性前立腺癌において，radical prostatectomy と observation のいずれの治療法がいいのか，という比較検討

80. Genetically distinct subsets within ANCA-associated vasculitis.
（N Engl J Med. 2012;367(3):214-23.）

キーノート：ANCA関連血管炎の各タイプにおいてgenetically distinct subsetsを検討した（withinが使われていることから，ANCA-associated vasculitisカテゴリー内での比較検討と推察できる.）

次は，The Lancetです．NEJMよりタイトルが長くなりますから，その分，論文の内容のかなりなところまで類推できるはずです．**「構造化抄録」**のことを頭の片隅に置いて読むといいですよ．

The Lancet

81. Effect of a monoclonal antibody to PCSK9, REGN727/SAR236553, to reduce low-density lipoprotein cholesterol in patients with heterozygous familial hypercholesterolaemia on stable statin dose with or without ezetimibe therapy: a phase 2 randomised controlled trial.（Lancet. 2012;380(9836):29-36.）

長いタイトルですね～．でも，前から順番に切っていけば，キーノートが見えてきますよ．分け方は，

① Effect of a monoclonal antibody to PCSK9, REGN727/SAR236553
→② to reduce low-density lipoprotein cholesterol
→③ in patients with heterozygous familial hypercholesterolaemia
→④ on stable statin dose
→⑤ with or without ezetimibe therapy
→⑥ : a phase 2 randomised controlled trial

となります．

①②でアウトカム，③で対象，④⑤で検討した条件を示し，⑥で研究デザインを追記しています．このようにタイトルを見るだけで，論文の大まかな

骨子（キーノート）をつかみ取ることができるのです．

The Lancetのタイトルでは，コロン以下に研究デザインが示されていることが多いです．キーワード，キーフレーズをチェックしたときにはここは読み飛ばしていましたが，キーノートをつかむときには必ず押さえておきます．研究デザインというのはその研究の**「基本骨格」**のようなものです．これを押さえることで，その研究のエビデンスレベルを知ることができます．（☞『「医学統計英語」わかりません!!』東京図書，石野祐三子＋秋田カオリ）

ここでは，「構造化抄録」を念頭に置いたトレーニングをやってみましょう．なお，キーノート中のカッコ書きはタイトルからの推測内容を示します．仕分け気分でパパッと割りふってみましょう．「研究目的」と「アウトカム」の仕分けに迷うかもしれませんね．ざっくり切り分けると「定量化できるもの」が「アウトカム」です．ただし，以下のタイトルで示したのは一例なので，自分でやってみたのが，ここの記載と違っていても全く問題ありません！　英語のままでザクザク仕分けてみましょう．

82. Epidemiology of multimorbidity and implications for health care, research, and medical education: a cross-sectional study.
（Lancet. 2012;380(9836):37-43.）

キーノート
研究目的：Epidemiology of multimorbidity and implications for health care, research, and medical education（を明らかにすること）
研究デザイン：cross-sectional study

83. Magnesium for aneurysmal subarachnoid haemorrhage（MASH-2）: a randomised placebo-controlled trial.（Lancet. 2012;380(9836):44-9. Erratum in:Lancet. 2012;380(9836):28.）

キーノート
研究目的：aneurysmal subarachnoid haemorrhageに対するマグネシウム

の効果（の評価）

研究デザイン：randomised placebo-controlled trial

84. **Dementia incidence and mortality in middle-income countries, and associations with indicators of cognitive reserve: a 10/66 Dementia Research Group population-based cohort study.**
(Lancet. 2012;380(9836):50-8.)

キーノート

アウトカム：Dementia incidence and mortality と associations with indicators of cognitive reserve の検討

対象：middle-income countries

研究デザイン：population-based cohort study

85. **Maternal deaths averted by contraceptive use: an analysis of 172 countries.** (Lancet. 2012;380(9837):111-25.)

キーノート

アウトカム：Maternal deaths averted by contraceptive use

研究対象：172 countries

86. **Equity in financing and use of health care in Ghana, South Africa, and Tanzania: implications for paths to universal coverage.**
(Lancet. 2012;380(9837):126-33.)

キーノート

研究目的：Equity in financing and use of health care（を検討すること）

研究対象：Ghana, South Africa, and Tanzania

論文中での議論：implications for paths to universal coverage（と推測します.）

87. Reconstructive surgery after female genital mutilation: a prospective cohort study.（Lancet. 2012;380(9837):134-41.）

キーノート
研究目的：Reconstructive surgery after female genital mutilation（の評価）
研究デザイン：prospective cohort study

88. Effect of physical inactivity on major non-communicable diseases worldwide: an analysis of burden of disease and life expectancy.（Lancet. 2012;380(9838):219-29.）

キーノート
研究目的：Effect of physical inactivity on major non-communicable diseases worldwide
研究方法：an analysis of burden of disease and life expectancy

89. Transplantation of an allogeneic vein bioengineered with autologous stem cells: a proof-of-concept study.（Lancet. 2012;380(9838):230-7.）

キーノート
研究目的：Transplantation of an allogeneic vein bioengineered with autologous stem cells（の検討）
研究デザイン：proof-of-concept study

90. Short-term versus long-term antiarrhythmic drug treatment after cardioversion of atrial fibrillation（Flec-SL）: a prospective, randomised, open-label, blinded endpoint assessment trial.（Lancet. 2012;380(9838):238-46.）

キーノート
研究目的：Short-term versus long-term antiarrhythmic drug treatment after

cardioversion of atrial fibrillation（という比較検討）

研究デザイン：prospective, randomised, open-label, blinded endpoint assessment trial

では，BMJをやってみましょう．BMJは手強そうですが，練習なんですから，気楽に．ここでも「構造化抄録」を参考にタイトルを読みます．

BMJ

91. Low carbohydrate-high protein diet and incidence of cardiovascular diseases in Swedish women: prospective cohort study.

（BMJ．2012;344:e4026.）

キーノート

研究目的：Low carbohydrate-high protein diet と incidence of cardiovascular diseases（との相関）

研究対象：Swedish women

研究デザイン：prospective cohort study

結果については，タイトルからは推測できませんね．

92. Frequency and risk factors for prevalent, incident, and persistent genital carcinogenic human papillomavirus infection in sexually active women: community based cohort study.

（BMJ．2012;344:e4168.）

キーノート

アウトカム：Frequency and risk factors for prevalent, incident, and persistent genital carcinogenic human papillomavirus infection

研究対象：sexually active women

研究デザイン：community based cohort study

93. **Derivation and validation of updated QFracture algorithm to predict risk of osteoporotic fracture in primary care in the United Kingdom: prospective open cohort study.**（BMJ. 2012;344:e3427.）

キーノート
研究目的：Derivation and validation of updated QFracture algorithm to predict risk of osteoporotic fracture in primary care
研究対象：the United Kingdom
研究デザイン：prospective open cohort study

94. **Effect of editors' implementation of CONSORT guidelines on the reporting of abstracts in high impact medical journals: interrupted time series analysis.**（BMJ. 2012;344:e4178.）

キーノート
研究目的：Effect of editors' implementation of CONSORT guidelines on the reporting of abstracts
研究対象：high impact medical journals
研究デザイン：time series analysis
ちょっと気になるタイトルですね．後で読んでみよう，と思ったら，マーカーで印をつけておきましょう．

95. **High reprint orders in medical journals and pharmaceutical industry funding: case-control study.**（BMJ. 2012;344:e4212.）

キーノート
研究目的：High reprint orders in medical journals and pharmaceutical industry funding
研究デザイン：case-control study
これもおもしろそうですね．こんなテーマも論文になって，BMJ には掲載されてるんですねえ．

96. **Effect of telehealth on use of secondary care and mortality: findings from the Whole System Demonstrator cluster randomised trial.** (BMJ. 2012;344:e3874.)

キーノート
研究目的：Effect of telehealth on use of secondary care and mortality
研究デザイン：the Whole System Demonstrator cluster randomised trial

97. **Effectiveness of home based early intervention on children's BMI at age 2: randomised controlled trial.** (BMJ. 2012;344:e3732.)

キーノート
研究目的：Effectiveness of home based early intervention on children's BMI
研究対象年齢：at age 2
研究デザイン：randomised controlled trial

98. **Long term alcohol intake and risk of rheumatoid arthritis in women: a population based cohort study.** (BMJ. 2012;345:e4230.)

キーノート
研究目的：Long term alcohol intake and risk of rheumatoid arthritis
研究対象：women
研究デザイン：a population based cohort study

99. **Cost effectiveness of abdominal aortic aneurysm screening and rescreening in men in a modern context: evaluation of a hypothetical cohort using a decision analytical model.** (BMJ. 2012;345:e4276.)

キーノート
アウトカム：Cost effectiveness of abdominal aortic aneurysm screening and rescreening

研究対象：in men in a modern context
研究デザイン：a hypothetical cohort using a decision analytical model
この研究デザインを理解するには，アブストラクトなり本文なりを読む必要がありそうです．

100. **Diagnostic accuracy of spot urinary protein and albumin to creatinine ratios for detection of significant proteinuria or adverse pregnancy outcome in patients with suspected pre-eclampsia: systematic review and meta-analysis.**（BMJ. 2012;345:e4342.）

キーノート
アウトカム：Diagnostic accuracy of spot urinary protein and albumin to creatinine ratios
研究対象：patients with suspected pre-eclampsia
研究デザイン：systematic review and meta-analysis

キーノートのつかみ方も少し慣れてきましたね？

練習ではなく実地に各論文のタイトルを見る場合には，ここまで詳しく，たとえば「えーっと，研究デザインは…」などとメモ書きしてまで読む必要はありません．今までやってきた作業は，タイトルを眺めている「眼の底」で処理する作業です．紙ベースで見ているのであれば線を引くくらいで十分です．

では，この「キーノートを見る」作業の主眼はどこにあるのでしょうか？それは，言うまでもなく，

自分が読みたい論文，読む必要がある論文をふるいわけするため

なのです．

ニュースサイトの見出しを思い出してください．ざーっと眺めて，クリックして読むかどうかを瞬時に判断しているはずです．それと同じことなので

す．各誌のタイトルを見て，さらにアブストラクトまで読むか，もっと進めて本文を読むか，それを瞬時に判断する，それがタイトル読みの目的です．

これで，スタ・トレの「タイトル 100 本固め打ち」は終了です．

え？　まだ，自信ない？

ですよねー．

というわけで，パワ・トレ「ダイジェスト 10」に入る前に「タイトル実戦トレーニング編」をどうぞ．

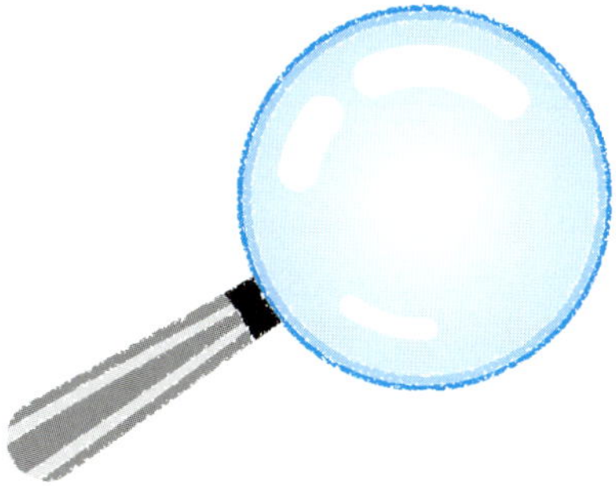

2-2-3-4　タイトル読みを実戦する！

ここまでNEJM，The Lancet，BMJの3誌を素材として「読みトレ」を積んできました．合わせて100タイトルを読み，それぞれのジャーナルの特徴も見えてきました．いい意味でも悪い意味でも「慣れて」きたところです．

その「慣れ」を崩して，もっとワザを磨きましょう．

まずは，今まで読んだ3誌以外の「5大トップジャーナル」からJAMAとAnnals of Internal Medicineを読んでみましょう．

次に，専門誌のタイトルはこんな感じだ，というのをつかむために，消化器領域の臨床系ジャーナルとしてGutを読みます．

そして，最後は，PubMedで検索した，タイトルリストを使って，実戦トレーニングを積みましょう．

前項までしっかりついてこれたんだから，大丈夫．自信を持って読みましょう．

やり方は，一緒！　キーノートを押さえて，がんがん読みましょう．

2-2-3-4-1　JAMAとAnnals of Internal Medicineを読む

では始めましょう．

次の2点に絞って読みます．

①キーノート
②さらに読みたいかどうか

さらに読みたいと思ったタイトルには，マルをつけておきましょう．

101. Effect of dietary protein content on weight gain, energy expenditure, and body composition during overeating: a randomized controlled trial.（JAMA. 2012;307(1):47-55.）

102. Bariatric surgery and long-term cardiovascular events.（JAMA. 2012;307(1):56-65.）

103. International variation in and factors associated with hospital readmission after myocardial infarction.（JAMA. 2012;307(1):66-74.）

101. 研究目的：Effect of dietary protein content
研究方法：weight gain, energy expenditure, and body composition（を調べる）
対象条件：during overeating
デザイン：a randomized controlled trial

102. アウトカム：long-term cardiovascular events
研究対象：Bariatric surgery（を受けた患者）

103. 研究目的：International variation in and factors associated with hospital readmission（を明らかにする）
対象条件：after myocardial infarction

104. Serum potassium levels and mortality in acute myocardial infarction.（JAMA. 2012;307(2):157-64.）

105. Association of incident dementia with hospitalizations.（JAMA. 2012;307(2):165-72.）

106. Association between marijuana exposure and pulmonary function over 20 years.（JAMA. 2012;307(2):173-81.）

104. アウトカム：mortality
研究対象：acute myocardial infarction（を起こした患者）

105. 研究目的：Association（の検討）
研究対象：incident dementia（を起こした患者）
研究条件：hospitalization

106. 研究目的：Association（の検討）
研究対象：marijuana exposure（を受けた人々）
研究期間：over 20 years

107. Bridging antiplatelet therapy with cangrelor in patients undergoing cardiac surgery: a randomized controlled trial.
（JAMA. 2012;307(3):265-74.）

108. Survival without disability to age 5 years after neonatal caffeine therapy for apnea of prematurity.（JAMA. 2012;307(3):275-82.）

107. 研究テーマ：Bridging antiplatelet therapy with cangrelor（の効果）
研究対象：patients undergoing cardiac surgery
研究デザイン：a randomized controlled trial

108. アウトカム：Survival without disability to age 5 years
研究対象：neonatal caffeine therapy for apnea of prematurity を受けた児

109. Lansoprazole for children with poorly controlled asthma: a randomized controlled trial.（JAMA. 2012;307(4):373-80.）

110. Association between *BRCA1* and *BRCA2* mutations and survival in women with invasive epithelial ovarian cancer.
（JAMA. 2012;307(4):382-9.）

111. Serum vaccine antibody concentrations in children exposed to perfluorinated compounds.（JAMA. 2012;307(4):391-7.）

109. 研究テーマ：Lansoprazole（の効果）
研究対象：children with poorly controlled asthma
研究デザイン：a randomized controlled trial

110. 研究目的：Association between *BRCA1* and *BRCA2* mutations and survival
研究対象：women with invasive epithelial ovarian cancer

111. 研究目的：Serum vaccine antibody concentrations（の効果）
研究対象：children exposed to perfluorinated compounds

Annals of Internal Medicine

112. Spinal manipulation, medication, or home exercise with advice for acute and subacute neck pain: a randomized trial.
（Ann Intern Med. 2012;156:1-10.）

113. Comparison of natural language processing biosurveillance methods for identifying influenza from encounter notes.
（Ann Intern Med. 2012;156:11-8.）

114. Comparison of hospital risk-standardized mortality rates calculated by using in-hospital and 30-day models: an observational study with implications for hospital profiling.
(Ann Intern Med. 2012;156:19-26.)

112. 研究目的：Spinal manipulation, medication, or home exercise with advice（の効果）
研究対象：acute and subacute neck pain（のある患者）
研究デザイン：a randomized trial

113. 研究目的：Comparison of natural language processing biosurveillance methods
研究方法：identifying influenza from encounter notes

114. 研究目的：Comparison of hospital risk-standardized mortality rates
研究方法：calculated by using in-hospital and 30-day models
研究デザイン：an observational study

115. High doses of vitamin D to reduce exacerbations in chronic obstructive pulmonary disease: a randomized trial.
(Ann Intern Med. 2012;156:105-14.)

116. Cardiovascular mortality in women with obstructive sleep apnea with or without continuous positive airway pressure treatment: a cohort study. (Ann Intern Med. 2012;156:115-22.)

117. Virtual autopsy as an alternative to traditional medical autopsy in the intensive care unit: a prospective cohort study.
(Ann Intern Med. 2012;156:123-30.)

118. Risk factors and precipitants of long-term disability in community mobility: a cohort study of older persons.
（Ann Intern Med. 2012;156:131-40.）

115. 研究目的：High doses of vitamin D は exacerbations を減らすか？
研究対象：chronic obstructive pulmonary disease（の患者）
研究デザイン：a randomized trial

116. アウトカム：Cardiovascular mortality
研究対象：women with obstructive sleep apnea
研究方法：with or without continuous positive airway pressure treatment
研究デザイン：a cohort study

117. 研究目的：Virtual autopsy は traditional medical autopsy の代替になるか？
研究対象：the intensive care unit（に入院した患者）
研究デザイン：a prospective cohort study

118. 研究目的：Risk factors and precipitants of long-term disability in community mobility
研究対象：older persons
研究デザイン：a cohort study

どうでしょうか？　今まで読んできた3誌とは，また違ったテイストのタイトルが並んでいましたね．目先が変わって，やる気もリフレッシュ!!

2-2-3-4-2　専門誌 Gut を読む

今度は，専門誌を読んでみましょう．
例として消化器領域を取り上げます．
この領域のビッグネームといえば，Gastroenterology です．しかし，基礎医学領域の論文も多数掲載されていて，臨床メインでやっているドクターにはちょっと敷居が高いですね．

だから、練習としては，もう少し臨床寄りのところで Gut をチョイスしてみました．**非常に専門色の強いタイトル**が並んでいます．消化器領域の関係者以外は，「キーワード」だけ拾って読んでもいいですよ．なお，各解説は「この程度のつかみで OK！」という内容にしてあります．

なんといっても，この項の目的は，**専門誌のタイトルはこんな感じなんだ，という経験をすること**ですから．

Gut

- Stomach

119. Hepcidin is localised in gastric parietal cells, regulates acid secretion and is induced by *Helicobacter pylori* infection.
（Gut. 2012;61:193-201.）

hepcidin についての知見

- GI neoplasia

120. Intestinal renin-angiotensin system is stimulated after deletion of Lkb1.（Gut. 2012;61:202-13.）

腸管レニン-アンギオテンシン系と Lkb1 の関連

- Neurogastroenterology

121. Irritable bowel syndrome and chronic fatigue 3 years after acute giardiasis: historic cohort study.（Gut. 2012;61:214-9.）

急性ジアルジア感染症罹患 3 年後の過敏性腸症候群および慢性疲労の発症

- Coeliac disease

122. Cell polarity-determining proteins Par-3 and PP-1 are involved in epithelial tight junction defects in coeliac disease.
（Gut. 2012;61:220-8.）

セリアック病での細胞極性決定タンパク

- Imflammatory bowel disease

123. Switch to adalimumab in patients with Crohn's disease controlled by maintenance infliximab: prospective randomised SWITCH trial.
（Gut. 2012;61:229-34.）

クローン病治療での adalimumab への変更

124. Thiopurines prevent advanced colorectal neoplasia in patients with inflammatory bowel disease.（Gut. 2012;61:235-40.）

炎症性腸疾患での thiopurine の進行大腸癌の防止

125. Development of the first disability index for inflammatory bowel disease based on the international classification of functioning, disability and health.（Gut. 2012;61:241-7.）

国際分類を元にした炎症性腸疾患の初期 disability index について

- Colon

126. *TERC* polymorphisms are associated both with susceptibility to colorectal cancer and with longer telomeres.（Gut. 2012;61:248-54.）

TERC polymorphism と相関する事象

127. Prevention by daily soluble aspirin of colorectal adenoma recurrence: 4-year results of the APACC randomised trial. （Gut. 2012;61:255-61.）

アスピリン連日投与による大腸腺腫再燃防止

• Pancreas

128. Cigarette smoking, smoking cessation and acute pancreatitis: a prospective population-based study. （Gut. 2012;61:262-7.）

喫煙，禁煙と急性膵炎の関連

• Hepatology

129. Interleukin-6-driven progranulin expression increases cholangiocarcinoma growth by an Akt-dependent mechanism. （Gut. 2012;61:268-77.）

胆管癌進展因子について

130. The putative tumour suppressor microRNA-124 modulates hepatocellular carcinoma cell aggressiveness by repressing ROCK2 and EZH2. （Gut. 2012;61:278-89.）

肝細胞癌細胞の浸潤性の調整因子

131. Impact of hepatitis C triple therapy availability upon the number of patients to be treated and associated costs in France: a model-based analysis.（Gut. 2012;61:290-6.）

C 型肝炎 3 剤併用療法の影響

月刊誌なのでタイトルもぎっしりです．いずれ，自分の専門が決まったら，こういうタイトルも読んでいくわけです．自信ない？ それは，今，知らない術語だらけだからです．専門領域に入ったら，その基礎知識で，このくらいはわけなく読めちゃいますから，ご心配なく．

2-2-3-4-3 PubMed で実戦！

さあ，いよいよ，これまでの成果を実戦で試すときです．

現実の臨床の日々で，英文タイトルを読むシーン，読まなければならないシーンはどんなだ，と思いますか？

文献検索の結果，出力されたおびただしいタイトルから，**必要な論文を峻別する作業**

これが，実際の「タイトル読み」なのです．

現在，文献検索においては，オンライン上の PubMed という無料のデータベースを使うことがほとんどになっています．検索語を打ち込めば，たちどころに該当する文献をリストアップして画面上に表示してくれます．ダウンロードやプリントアウトも可能です．

PubMed 検索に慣れないうちは，抽出されたタイトルのリストが数百，数千に及ぶこともあります．たとえ，さまざまなフィルターを組み合わせても，数十件のリストになることもざらにあります．目的によっては，それを繰り返す必要があり，その結果，延べ千近いタイトルを読まなければならなかった，という経験も私にはあります．したがって，そのリスト数に圧倒されることなく，目的に合致したタイトルをできるだけ時間をかけずにピックアップしていく**「仕分け眼」**が求められます．

その「仕分け眼」はどうやったら習得できるのでしょう？

私自身は，PubMed で検索し，出力された 100 近いタイトルを力任せに，ばきばきと読みさばいてきたことで，今の「眼力」をつけてきました．しかし，それは，本当に「ケモノ道」に近いやり方なので，あまり効率がいいとはいえません．そのため，この本では，よりスマートに無駄なくということで，世界トップレベルのタイトルを 100 以上読んできたわけです．ですから，もう，海千山千のタイトルの山にひるんだりはしないはず．力試しとビルドアップを兼ねて，ここからは，PubMed で検索した結果をがんがん読んでいきます．

「仕分け」で残すタイトルは次の 4 つ．

①論文が英語で書かれている
②アブストラクトがついている
③一読してタイトルの意味が取れる
④検索している内容に合致する

①と②は検索条件の設定により自動で抽出できます．③と④には「仕分け眼」が必要です．

なお，検索条件の設定など PubMed の使い方については良書がありますので，そちらを参照してください（『図解 PubMed の使い方　第 5 版』特定非営利活動法人日本医学図書館協会，岩下愛・山下ユミ，阿部信一・奥出麻里監修，『「医学英語論文」わかりません !! 』東京図書，石野祐三子＋秋田カオリ）．

PubMed の利用は無料です．「習うより慣れろ」で，まずは使ってみることが早道ですよ．

検索練習パック1

「インフルエンザのタミフル耐性株の出現率について調べる」

タミフルの一般名はオセルタミビルリン酸塩（Oseltamivir phosphate）です.

だから，検索語は

influenza oseltamivir resistance

とします.

検索条件をつけずに検索を実行した結果の中から20件を次に示します．アブストラクトを読む価値のあるタイトルをチェックする練習です．初回大サービスとして，各タイトルごとに，「○：残す」「×：落とす」をコメントと一緒につけておきます．振り分けるときの判断の参考にしてください.

132. Global assessment of resistance to neuraminidase inhibitors: 2008-2011. The Influenza Resistance Information Study（IRIS）.

（Clin Infect Dis. 2013;56(9):1197-205.）

○：目的の情報がありそう

133. Pathobiology and virus shedding of low-pathogenic avian influenza virus（A/H1N1）infection in mallards exposed to oseltamivir.

（J Wildl Dis. 2013;49(1):103-13.）

×：目的とは関係ない

134. Consequences of resistance: in vitro fitness, in vivo infectivity, and transmissibility of oseltamivir-resistant influenza A viruses.

（Influenza Other Respi Viruses. 2013;7 Suppl 1:50-7.）

×：関係薄い

135. Assays for monitoring susceptibility of influenza viruses to neuraminidase inhibitors.

（Influenza Other Respi Viruses. 2013;7 Suppl 1:44-9.）

×：関係ない

136. Influenza neuraminidase inhibitors: antiviral action and mechanisms of resistance.（Influenza Other Respi Viruses. 2013;7 Suppl 1:25-36.）

×：関係ない

137. Characterization of oseltamivir-resistant influenza A(H1N1)pdm09 viruses in Taiwan in 2009-2011.（J Med Virol. 2013;85(3):379-87.）

○：情報がありそう

138. Influenza antiviral resistance in the Asia-Pacific region during 2011.（Antiviral Res. 2013;97(2):206-10.）

○：情報がある可能性高い

139. Neuraminidase inhibitor susceptibility testing of influenza type B viruses in China during 2010 and 2011 identifies viruses with reduced susceptibility to oseltamivir and zanamivir.（Antiviral Res. 2013;97(3):240-4.）

×：関係ない

140. Combination therapy with amantadine, oseltamivir, and ribavirin for influenza A infection: safety and pharmacokinetics.（Antivir Ther. 2013;18(3):377-86.）

×：関係ない

141. Rapid detection of the S247N neuraminidase mutation in influenza A(H1N1)pdm09 virus by one-step duplex RT-PCR assay.（J Virol Methods. 2013;188(1-2):73-5.）

×：目的と違う

142. A cluster of patients infected with I221V influenza B virus variants with reduced oseltamivir susceptibility--North Carolina and South Carolina, 2010-2011.（J Infect Dis. 2013;207(6):966-73.）

○：念のため拾っておく

143. [Neuraminidase inhibitors resistance in influenza viruses and the related mechanisms].

(Bing Du Xue Bao. 2012;28(5):572-6.) Review. Chinese.

×：英語じゃない

144. Oseltamivir pharmacokinetics, dosing, and resistance among children aged <2 years with influenza. (J Infect Dis. 2013;207(5):709-20.)

○：情報ありそう，ただし小児

145. [National influenza surveillance programme: results of influenza activity in portugal in the 2010/2011 season].

(Acta Med Port. 2012;25(5):277-87.) Portuguese.

×：英語じゃない

146. Evaluation of influenza virus antiviral susceptibility testing in Europe: Results from the first external quality assessment exercise.

(J Clin Virol. 2013;56(3):212-8.)

×：関係薄そう

147. Systematic identification of H274Y compensatory mutations in influenza A virus neuraminidase by high-throughput screening.

(J Virol. 2013;87(2):1193-9.)

×：関係ない

148. Chemical probes for drug-resistance assessment by binding competition (RABC): oseltamivir susceptibility evaluation.

(Angew Chem Int Ed Engl. 2013;52(1):366-70.)

×：関係ない

149. A single E105K mutation far from the active site of influenza B virus neuraminidase contributes to reduced susceptibility to multiple neuraminidase-inhibitor drugs.

(Biochem Biophys Res Commun. 2012;429(1-2):51-6.)

×：関係ない

150. [Drug resistance of influenza viruses].（Nihon Jibiinkoka Gakkai Kaiho. 2012;115(7):663-70.）Review. Japanese. No abstract available.

×：英語じゃない上に，アブストラクトがない

151. Influenza A（H1N1）pdm09: beyond the pandemic.

(Enferm Infecc Microbiol Clin. 2012;30 Suppl 4:54-7.)

×：タイトルが漠然としすぎ

どうでしょうか？　一気に「仕分け」ができましたか？　こういう場合でも，タイトル読みの基本は一緒です．つまり，

キーワード→キーフレーズ→キーノート

という流れで，タイトルを読みます．ただ，今まで読んできたような，トップレベルのタイトルばかりではないので，読むリズムが取れない，ということもあるかもしれません．実際の文献は，まさに玉石混淆なので，中には**「ダメ・タイトル」**も混ざっています．**タイトルがダメなものは，内容もダメな可能性大**なので，ひと目で何を言っているかわからないようなものは，捨てましょう．このとき，最も重要なのは，

タイトルの意味がひと目で取れないのは，書いた人がダメなのであって，読んでる自分の頭が悪いからではない

という，毅然とした態度です．

検索練習パック 2

「チャンピックスの有害事象にはどんなものがあるか調べる」

チャンピックスの一般名はバレニクリン酒石酸塩（Varenicline tartrate）です．禁煙治療薬として保険収載されています．

検索語は
varenicline adverse effects
とし，検索条件として，「アブストラクトあり」「英語」をつけてあります．

では，目的にあったタイトルをピックアップしましょう．

152. Strategies to help a smoker who is struggling to quit.
（JAMA. 2012;308(15):1573-80.）

153. Past major depression and smoking cessation outcome: a systematic review and meta-analysis update.（Addiction. 2013;108(2):294-306.）

154. Adverse neuropsychiatric events associated with varenicline use in veterans: a case series.（Issues Ment Health Nurs. 2012;33(10):665-9.）

155. Levamisole-induced Wegener's granulomatosis following contaminated cocaine abuse.（Skinmed.2012;10(4):254-6.）

156. Does varenicline worsen psychiatric symptoms in patients with schizophrenia or schizoaffective disorder? A review of published studies.（J Clin Psychiatry. 2012;73(8):e1039-47.）Review.

157. The effect of smoking cessation pharmacotherapies on pancreatic beta cell function.（Toxicol Appl Pharmacol. 2012;265(1):122-7.）

158. A perioperative smoking cessation intervention with varenicline: a double-blind, randomized, placebo-controlled trial.
(Anesthesiology. 2012;117(4):755-64.)

159. Varenicline for smoking cessation in schizophrenia: safety and effectiveness in a 12-week, open-label trial.
(J Dual Diagn. 2012;8(2):117-25.)

160. Health impact of smoking and smoking cessation strategies: current evidence. (Br J Community Nurs. 2012;17(8):356-63.) Review.

161. Efficacy and safety of pharmacotherapy for smoking cessation among pregnant smokers: a meta-analysis. (BJOG. 2012;119(9):1029-39.) Review.

162. Do package inserts reflect symptoms experienced in practice?: assessment using an automated phone pharmacovigilance system with varenicline and zolpidem in a primary care setting.
(Drug Saf. 2012;35(8):623-8.)

163. Effectiveness of varenicline for smoking cessation at 2 urban academic health centers. (Eur J Intern Med. 2012;23(5):461-4.)

164. A randomized, double-blind, placebo-controlled study evaluating the safety and efficacy of varenicline for smoking cessation in patients with schizophrenia or schizoaffective disorder. (J Clin Psychiatry. 2012; 73(5):654-60. Erratum in:J Clin Psychiatry. 2012;73(7):1035.)

165. Use of the Patient Health Questionnaire-2 to predict suicidal ideations in patients taking varenicline. (Am J Addict. 2012;21(4):356-62.)

166. Smoking cessation therapy during pregnancy.
(Can Fam Physician. 2012;58(5):525-7.) Review.

167. Risk of cardiovascular serious adverse events associated with varenicline use for tobacco cessation: systematic review and meta-analysis. (BMJ. 2012;344:e2856.) Review.

168. Smoking and depression--a review.
(Aust Fam Physician. 2012;41(5):304-7.) Review.

169. Placebo-controlled pilot trial of mecamylamine for treatment of autism spectrum disorders. (J Child Adolesc Psychopharmacol. 2012;22(3):198-205.)

170. Nicotine receptor partial agonists for smoking cessation.
(Cochrane Database Syst Rev. 2012;4:CD006103.) Review.

171. Effects of the combination of metyrapone and oxazepam on intravenous nicotine self-administration in rats.
(Psychopharmacology (Berl). 2012;223(1):17-25.)

私がピックアップしたのは次の 9 文献です.

154, **156**, **159**, **161**, **163**, **164**, **165**, **167**, **168**

妊婦への影響も含めてピックアップしました. 残すかどうかで悩むくらいなら, ちょっとでも「ピッ！」とアンテナに引っかかったのはとりあえず残します.

20 本のタイトルはクリアできましたか？ 20 本というと, PubMed でのデフォルトで, 1 画面分ですね (設定で可変です).

なんとなく,「できる感」がわいてきた頃でしょうか？ じゃ, ひとまず, タイトル練習は終わり！ 今夜はゆっくり休んでくださいね.

コラム3　海外留学生活の英語はこんな感じ

こんなに英語を勉強している（あるいは勉強しようとしている）読者の皆さんのことですから，海外で研究生活！とか憧れたりしますよね．1997〜1998年の間に1年弱ですが，私は米国のアリゾナ州立大学化学科でポスドク*[1]として留学していました．その時の経験から得た「リアル英語」への対処策をお話したいと思います．

1. とにかくヒアリング！　世界各国の訛と対峙することに！

当たり前なのですが，質問しても答えが聞き取れないと話が進みません．私が在籍していた研究室には日本人はいなくて，周りの研究室にも日本人は皆無の状態でした*[2]．研究室には世界各国からの留学生がいて，各国の訛のある英語にまず驚きました．フランスやブルガリアなど，今までヒアリングのテープで聞いたこともないような英語！　向こうも日本人の英語に慣れていないので，意思疎通ができるようになるのに，ずいぶん時間がかかりました．また，敷地が広くオフィスもそれぞれ離れているので，大学のスタッフなどと事務的なやりとりも，**必ず電話**．始めはとにかくこれがドキドキしました．そう，ボディランゲージなし，目の前に共通の書類もないので単語の指差しもできない，ヒアリングとスピーキングだけでの意思疎通が当初はすごくストレスでした．

ところで，当時の私の英語レベルはTOEICで680点くらい（このレベルでも行けちゃうのね，と安心してもらえるとうれしいです…）．口頭発表とポスター含め，海外の学会での発表を数回こなしたし，研究者と会話は何とかできるし，旅行には特に不自由を感じてませんでした．しかし行って驚いたのは，**街中で私の英語が通じない！**のです．これは場所的な因子が大きいようで，ニューヨーク等の大都市では移民も多いので，ネイティブの人もあらゆる発音の英語に慣れています．だからけっこうヒドい発音でも通じてたのですね．このことに気がつくのは少し後のことだったので，当初はシナモンレーズンのベーグルを注文してるのに，何回も聞き返されたりしてガッカリしたりしてました．発音に関しては大学内のESL（English as Second Language）の講座に3カ月ほど通い（ここで日本人の留学生といっぱい出会った），だいぶよくなったようです．ネイティブの発音に憧れる人も多いと思いますが，手っ取り早いコツは，

2. rとthだけはしっかり発音する．

だと思います．諸説あると思いますが，とにかくrはマストです．舌をイヤと

いうほど巻いて，はっきり発音しないと米国人は綴りを連想できないらしく，何？という顔をされることが多いです．私の cinnamon **r**aisin が通じなかったのも，多分 **r** の発音が悪かったのでしょうね．ELS では，クラスのみんなと列を作って，Red lug, Red lug, Red lug（赤い絨毯）と 3 回先生の前で言って，ちゃんと **r** と **l** が発音できないと，また列に並ぶというゲームで鍛えられました．**th** はとにかく舌を上と下の歯で挟む．映画パイレーツ・オブ・カリビアンでは主人公エリザベスの名前を呼ぶときは，どんな時でも必ずみんな舌を挟んでいます．向こうのヒトにとっては，日本のカタカナの「ス」とは全く別モノのようです．

こうやってだいぶ生活にも慣れてきても，日々分からない単語に出会うものです．しばらくして慣れてくると，辞書も持たずに，出かけるようになります．今どきなら iPhone なりでかなり専門的な単語もすぐに調べられるのでしょうが．簡単な単語ほど調べるのが面倒ですし，大変だったりします．

ある日，私は「ピンセット」の英語がわからず困ってました（幸い「ピンセット」が英語でないことは直感でわかってました）．重たい理化学用品カタログを何回ひっくり返して調べても，どうしてもピンセットの写真に巡り会えないのです．そんな時に思いついたのが，

3. 分からない単語は聞いてみる．

です．通りがかったトルコ人留学生にこう聞いてみました．

> I'm looking for the tools, which make us possible to pick up small particles.
> I don't know the name of that stuff, do you know that?
>
> (小さいモノをつまむ道具を探してるんだけど．
> そのモノの名前を知らないの，あなた知ってる？)

ここで，ポイントなのはアンダーラインを引いた関係代名詞の部分です．（もちろん非制限用法にしなくても the tools that make me possible to ～としても問題なし．会話だとコンマがあってもなくてもわからないのですから！）．件のトルコ人学生はとても優秀だったので，すぐに It's **forceps**! と答えが返ってきました．さらには，発音が難しいから一般的には **tweezers** で大丈夫だよ，数え方も **a pair of**～だ，とも教えてくれました．

また別の日に，私はホームセンター（向こうでは hardware shop）で，ノコギリを探してました．すごい簡単な単語なのはわかっているのですが，どうしても思い出せない…なのでかなり恥ずかしかったのですが，年配のおじいちゃ

ん店員が May I help you? と聞いてくれたので思い切って聞いてみました.

Could you tell me the name of the tools that make me possible to cut woods?

店員のおじいちゃんは快く，Oh! It's **saw**! と教えてくれました．そう！（ジョークでなく）こんな簡単な単語なのに聞く羽目になるとは…と思いつつも，案内されたのがでっかいチェーンソーのコーナー．え！（たぶん woods と言ったからでしょうが）と思って，もっと小さいの！ I'm looking for smaller one. と慌てて私が言うと，君が欲しいのは **handy saw** だねと，新しい単語を教えてくれました．どんなに簡単な単語でも，つまらないこと聞くなという態度は決して取られません！ 実はこういうコミュニケーションを向こうの人は大好きなのです．安心して聞いて，語彙を増やしちゃいましょう！

---

*[1] ポストドクターの略．従来は，海外の大学の教授等が，自らが得た研究資金から賃金を支払い，博士号取得者を雇用していました．これをポストドクターと呼んでいました．現在は，日本の文部科学省から得た科学研究費を人件費にあてることが可能になったため，国内の大学においてもポスドクが多数存在します．大学の助手等とは違い，教育活動にはあまりタッチしないので，研究だけに専念できるという利点があります（といっても教授が資金を得た研究を遂行するお手伝いといえばそれまでだけど）．しかし，研究プロジェクトの期間は，短くて 1 年長くて 5 年という期間での一時的雇用となるため，通常は大学の助手や准教授等へのパーマネントな（常勤の）ポストを得るまでの一時的なポジションという位置づけです．

*[2] 実のところ，今どきの有名大学の理系学科や医学科には，必ず 1 人か 2 人は日本人がいます．そういう場合は，困ったことや生活上で大変なことは全部日本語でその方々に聞けばいいので，不安もなく安心して研究に臨めます．有名大学になると，そこに日本人会的コミュニティが存在し，日本人を集めてパーティをしたり，新入りの日本人にいろいろ指南してくれる長老？みたいな方もいるありがたいシステムも存在したりするそうです．先輩に聞いたり web で調べるなどして，自分が行く予定の研究室の日本人環境について，リサーチしてみるといいと思います．

（秋田カオリ）

2-3
ダイジェスト10

タイトル100本固め打ち＋実戦トレーニングを無事乗り越えましたね．すばらしいです．これで，タイトルについてはまず大丈夫．

さて，次は，パワ・トレの「ダイジェスト10」に進みましょう．

ここでは，いわゆる「まとめ」を10本読んでいきます．題材として読むのは，**NEJMのオーディオサマリーのスクリプト**です．

NEJMのオーディオサマリーはポッドキャストなどでオンライン配信されています．オーディオサマリーでは，まず最初に，その号に掲載されている原著論文やトピックスなどを，まるでニュースのヘッドラインのように，紹介します．その**ヘッドライン部分のみ，スクリプトがウェブ上で公開**されています．その公開スクリプトを今回，読んでいきます．スクリプト上の原著論文以外の部分は今回のトレーニングには必要ないので，割愛しておきます．

各タイトルがどんな風にダイジェストに入っているか，に着目しつつ，文を読む練習です．**言いたいことはたくさんあるけど，ぎゅっと1つに絞り込む**プロのワザを読み取ってください．そして同時に，元のタイトルを読み直し，ダイジェスト中の語は「氷山の一角」であって，その隠れた部分にどれくらいの内容があるかを感じ取ってみてください．このトレーニングによって，最終目標の「アブストラクトのラスト2行」を字面以上に深読みできる力が習得できますよ．

（1）NEJM This Week—January 5, 2012

Featured are articles on rivaroxaban after acute coronary syndromes, vorapaxar in acute coronary syndromes, efficacy of a herpes simplex vaccine, and fluorouracil resistance in colorectal cancer.

各論文のタイトルはどうだったかというと，

rivaroxaban after acute coronary syndromes

→ 1. Rivaroxaban in patients with a recent acute coronary syndrome.
（N Engl J Med. 2012;366(1):9-19.）

vorapaxar in acute coronary syndromes

→ 2. Thrombin-receptor antagonist vorapaxar in acute coronary syndromes.（N Engl J Med. 2012;366(1):20-33.）

efficacy of a herpes simplex vaccine

→ 3. Efficacy results of a trial of a herpes simplex vaccine.
（N Engl J Med. 2012;366(1):34-43.）

fluorouracil resistance in colorectal cancer

→ 4. *TFAP2E-DKK4* and chemoresistance in colorectal cancer.
（N Engl J Med. 2012;366:44-53.）

（各タイトルの番号は「100本固め打ち」時のものです.）

オーディオサマリー中の文言と，タイトルの字句をよ～く見比べてみてください．ほほう，という感じがしますね．オーディオサマリーだけあって，耳で聞いてわかるように，語数と内容が整理されています．

(2) NEJM This Week—January 12, 2012

> Featured are articles on two anti-HER2 antibodies in breast cancer, subclinical atrial fibrillation and risk of stroke, cardiac arrest during long-distance running races, a genetic risk factor for prostate cancer, fitness memberships and Medicare Advantage plans.

タイトルと並べてみましょう.

two anti-HER2 antibodies in breast cancer

→ 5. Pertuzumab plus trastuzumab plus docetaxel for metastatic breast cancer. (N Engl J Med. 2012;366(2):109-19.)

subclinical atrial fibrillation and risk of stroke

→ 6. Subclinical atrial fibrillation and the risk of stroke. (N Engl J Med. 2012;366(2):120-9.)

cardiac arrest during long-distance running races

→ 7. Cardiac arrest during long-distance running races. (N Engl J Med. 2012;366(2):130-40.)

a genetic risk factor for prostate cancer

→ 8. Germline mutations in *HOXB13* and prostate-cancer risk. (N Engl J Med. 2012;366(2):141-9.)

fitness memberships and Medicare Advantage plans

→ 9. Fitness memberships and favorable selection in Medicare Advantage plans. (N Engl J Med. 2012;366(2):150-7.)

タイトルと同じもの (6, 7) もあれば, まとめたもの (5, 8), さらには補足したもの (9) もあります. このあたりの,「タイトルを研ぎ上げる」ワザは会得したいところですね.

（3）NEJM This Week—January 19, 2012

> Featured are articles on cutaneous squamous-cell cancers with BRAF inhibition, direct-acting antiviral agents for hepatitis C virus, postmenopausal bone mineral density screening, oncogenic mutations in *DICER1* in primitive cancers, and a thyroid hormone receptor alpha mutation.

タイトルと並べてみましょう.

cutaneous squamous-cell cancers with BRAF inhibition

→ 10. *RAS* mutations in cutaneous squamous-cell carcinomas in patients treated with BRAF inhibitors.（N Engl J Med. 2012;366(3):207-15.）

direct-acting antiviral agents for hepatitis C virus

→ 11. Preliminary study of two antiviral agents for hepatitis C genotype 1.（N Engl J Med. 2012;366(3):216-24.）

postmenopausal bone mineral density screening

→ 12. Bone-density testing interval and transition to osteoporosis in older women.（N Engl J Med. 2012;366(3):225-33.）

oncogenic mutations in *DICER1* in primitive cancers

→ 13. Recurrent somatic *DICER1* mutations in nonepithelial ovarian cancers.（N Engl J Med. 2012;366(3):234-42.）

a thyroid hormone receptor alpha mutation

→ 14. A mutation in the thyroid hormone receptor alpha gene.（N Engl J Med. 2012;366(3):243-9. Erratum in: N Engl J Med. 2012;367(15):1474.）

タイトルと並べて読むと，なるほどなあ，と思わず唸る，うまさを感じますねえ．単なる単語の言い換えに終わらず，本質をつかんだ上で別の語で表現しています．ダイジェスト部分はたったの 1 文ですが，さすがです．

タイトルよりダイジェストを読む方が楽，という声が聞こえてきそうですね．その通り！

NEJMのプロ編集者が作ったダイジェストで，しかも（繰り返しますが），耳で聞いてわかるようになっているので，内容が濃いのにシンプルな文になっています．

ここからは，ダイジェストだけがんがん読んでいきましょう．

（4）NEJM This Week—January 26, 2012

Featured are articles on bevacizumab and HER2-negative breast cancer; bevacizumab in neoadjuvant breast-cancer therapy; lifetime risk of cardiovascular disease; cold urticaria, immunodeficiency, and autoimmunity.

タイトルを読むときと同じことですよ，

キーワード，キーフレーズ，キーノートに注目．

（5）NEJM This Week—February 2, 2012

Featured are articles on ABVD and radiation therapy for Hodgkin's lymphoma, ulipristal acetate vs. placebo for fibroids, ulipristal acetate vs. leuprolide acetate for fibroids, GAD65 and beta-cell function in type 1 diabetes.

"vs." を効果的に使ってますね．

（6）NEJM This Week—February 9, 2012

Featured are articles on thyroid screening and childhood cognitive function, deep-brain stimulation and memory enhancement, Tai Chi for Parkinson's disease, everolimus and progression-free survival in breast cancer, regional variation in Medicare Part D drug spending.

基本的な構造として「耳でわかる」ようにできています．だから，フレーズ単位で，ばんばんばん，と並んでいます．

（7）NEJM This Week—February 16, 2012

Featured are articles on prehospital control of status epilepticus, thromboprophylaxis in patients with cancer, thrombocytosis and ovarian cancer progression, titin mutations in dilated cardiomyopathy, and inactivating *KISS1* mutation and puberty.

ダイジェスト中の

ovarian cancer progression

は論文のタイトルでは

Paraneoplastic thrombocytosis in ovarian cancer.

（N Engl J Med. 2012;366(7):610–8.）

となっています．

ダイジェストには“progression”が入っていて，タイトルよりもより具体的な内容を出してきています．

（8）NEJM This Week—February 23, 2012

Featured are articles on polypectomy and prevention of colorectal-cancer deaths, colonoscopy vs. fecal immunochemical testing, vemurafenib in BRAF-mutant melanoma, full facial transplantation.

長いように見えても，1 文ですから，一気に読みましょう．

（9）NEJM This Week—March 1, 2012

Featured are articles on ruxolitinib for myelofibrosis, nicotine-replacement therapy in pregnancy, amantadine for severe traumatic brain injury.

ruxolitinib for myelofibrosis

でダイジェストしているのは，2本のタイトル

41. JAK inhibition with ruxolitinib versus best available therapy for myelofibrosis.（N Engl J Med. 2012;366(9):787-98.）
42. A double-blind, placebo-controlled trial of ruxolitinib for myelofibrosis.（N Engl J Med. 2012;366(9):799-807.）

です.

同じテーマの論文を並列掲載することの多いNEJMならではのダイジェストです.

（10）NEJM This Week—March 8, 2012

> Featured are articles on tumor heterogeneity and personalized medicine, donepezil and memantine for Alzheimer's disease, enzyme therapy in hypophosphatasia, pasireotide in Cushing's disease, an abscopal effect with ipilimumab and radiotherapy.

ダイジェストでは,

tumor heterogeneity and personalized medicine

となっている部分の論文タイトルは,

45. Intratumor heterogeneity and branched evolution revealed by multiregion sequencing.（N Engl J Med. 2012;366(10):883-92. Erratum in: N Engl J Med. 2012;367(10):976.）

です.

ダイジェストの方が「あー，そういうことなのね」とわかりますね.（ということは，NEJMの読者でも，このタイトルはこのままじゃわかりづらい，ってこと？）

ダイジェスト10，終わりましたよ〜.

これで「読みトレ」のパワ・トレは無事クリアです．意外と一気に走り抜けたって感じでしょうか？　ひとまず，自分で「プチお祝い」しましょう.

では，いったん，休憩.

コラム4 Twitter，Facebookを活用しよう

Twitter や Facebook といった SNS は利用していますか？

もし利用しているなら，トップジャーナルや海外医療系サイトを早速フォローして，英語で情報，集めちゃいましょう．

Twitter 編

なんといっても，1 記事 140 字以内という制限は，医学英語の練習にはもってこいです．長文じゃないって，本当に素敵なことです．まさしく「この論文を 140 字以内でまとめよ」になっています．なるほど，こうまとめたか，と勉強になりますよ．もし，詳しく知りたくなったら，短縮アドレスをクリックして本誌の論文へ飛ぶこともできます．

この本の中でも取り上げたトップジャーナル 3 誌（NEJM，The Lancet，BMJ）と，医療系情報サイトとして WHO, CDC のアカウントと，記事のいくつかを紹介します．ジャーナルやサイトによっては複数のアカウントを持っていることがあります．ここでは代表的なアカウントを 1 つだけ挙げておきます．なお，各 tweet の和訳は，いつものように，巻末です．（各 tweet は原文のままです．また，情報は 2013 年 1 月時点のものです．）

NEJM
@NEJM

20 Dec

① Two phase 3 studies show efficacy of canakinumab in systemic juvenile idiopathic arthritis w/ active systemic features. http://nej.md/RErbQ8

20 Dec

② Tocilizumab, an anti-IL-6 receptor antibody, effective in treating children w/ systemic juvenile idiopathic arthritis. http://nej.md/R5kIBA

20 Dec

③ Preliminary analysis from multistate outbreak of fungal infections showed substantial morbidity/mortality. http://nej.md/12AtSn4 #meningitis

本誌の注目記事が tweet されていますね．

The Lancet
@TheLancet

14 Dec

④ #GBD2010 study is freely available online. Its the first time that we have dedicated an entire issue to a single study http://ow.ly/g4LZr

14 Dec
⑤ Infectious diseases, maternal & child illness, malnutrition now cause fewer deaths than 20 years ago http://ow.ly/g4IXN #GBD2010
14 Dec
⑥ The Lancet publishes largest ever study on global burden of disease. Freely available to read online http://ow.ly/g4ImF #GBD2010

オンライン無料，といった，利用者へのインフォメーションも流されます．

BMJ
@bmj_latest
23 Dec
⑦ Only three more sleeps till Rudolph's nose will be guiding Santa's sleigh, but why is his nose red? Watch... http://fb.me/xg2BttbG
22 Dec
⑧ What is the daily effect of our lifestyle choices? David Spiegelhalter uses the idea of "microlives" to calculate them http://www.bmj.com/content/345/bmj.e8223 ...
21 Dec
⑨ Canadian doctors say it is inappropriate for them to prescribe marijuana #BMJnews http://www.bmj.com/content/345/bmj.e8623 ...

クリスマス号の予告はなかなかイケてますね．

WHO
@WHO
8 Jan
⑩ The #H1N1 virus which first appeared during the 2009 pandemic is now the most commonly circulating #flu virus in some parts of the world
8 Jan
⑪ N. America, Europe, N. Africa, eastern Mediterranean, temperate Asia have reported increasing #flu activity over the past weeks
8 Jan
⑫ As with other seasonal #flu viruses, it is expected that some deaths would occur due to #influenza A（#H1N1）pandemic 2009 virus infection
8 Jan
⑬ The #influenza A（#H1N1）pandemic 2009 virus has been circulating in humans for over 3 years now & has become a seasonal human #flu virus

これは2013年1月8日のtweetです．連続投稿を読むことで，インフルエンザの動向をつかむことができます．

CDC
@CDCgov
10 Jan
⑭ Sleepy? Don't drive! Learn how to prevent drowsy driving. http://go.usa.gov/43s3
28 Dec
⑮ Don't let your diabetes stop you from enjoying New Year's celebrations. Plan ahead to manage your diabetes. http://go.usa.gov/g68F

こんなチョットした健康メモも流れてきます.

どうですか？
どの tweet も気負わず読み流すにはちょうどいい分量と内容でしょ？

■Facebook 編

こちらは，字数無制限なので，普通にサイトを読むくらいの文量が流れてきます．とはいえ，通常画面だと，長い文章は途中で略され，表示されるのは最初の 1〜2 文くらいです.（クリックすれば，全文を読むことができます.）Facebook の機能上，写真や動画も文と同時に視聴可能です．その気になれば，いいね！(英語だと LIKE!）やコメント記入もできます（が，世界中のドクターが読んでるかと思うと，あまり気楽には書き込めないですけど).

Twitter 同様，トップジャーナルや医療系情報サイトは Facebook を利用して情報を発信しています．記事を公開設定にしているサイトがほとんどなので，Facebook アカウントがなくても読めます．が，いちいちアクセスして読む，というのはあまり効率的ではありませんね．Facebook アカウントを作ったら購読なりフォローなりで，自動で記事が流れてくるようにする方がいいでしょう.（情報は 2013 年 1 月時点のものです.）

NEJM
https://www.facebook.com/TheNewEnglandJournalofMedicine
December 21, 2012
⑯ Recently, invasive fungal infections were identified in association with injections of contaminated methylprednisolone from a compounding pharmacy. In a preliminary report, the epidemiology of this outbreak is presented from its initial identification 3 months ago to the present. http://nej.md/12AtSn4

本誌の記事のほか，Medical Quiz や画像診断なども掲載しています．医療系以外の人が見るとドン引きするような画像もありますので，シェアするときにはくれぐれもご注意ください….

The Lancet
https://www.facebook.com/TheLancetMedicalJournal

December 20, 2012

⑰ New worldwide estimates of how long men and women at a given age can expect to live in good health are detailed in the second Article of the GBD 2010 report. This is the first time that such an analysis has been made for two time points, al...See More

長文記事が多いような印象がありますが，表示されている部分だけ読めば内容はつかめます．

BMJ
https://www.facebook.com/bmjdotcom

December 14, 2012

⑱ Cliff, a beagle, has been trained to sniff out C. diff on the ward - watch him in action in our first xmas vid
https://www.youtube.com/watch?feature=player_embedded&v=dv9NxHnLmTs

ほとんどの記事は洗練された画像付きです．

CDC
https://www.facebook.com/CDC

January 4

⑲ Sick? Antibiotics may not be the answer. Overuse and misuse of antibiotics can change germs, making it harder to treat diseases with antibiotics. Are you using antibiotics the right way? Watch a new video and learn more.

一般向けの内容で，誰でも理解できるように平易に書かれています．

フォローしておけば勝手に英語で流れてきますよ．手が空いたけど何かするほどの時間もない，というときに，どうですか？

2-4
アブストラクト・ラスト２ライン１本締め

いよいよ，「読みトレ」も最終段階に入りました．これまで，タイトルを100本，ダイジェストを10本，読破してきました．結構「いける」手応えが出てきたのではないでしょうか？　では，最後，1本締めで，びしっと決めましょう．

原著論文には必ず，アブストラクト（Abstract）が付属しています．ジャーナルによっては，サマリー（Summary）と呼ぶ場合もあります．ここでは，アブストラクトという名称で統一しておきます．

タイトル100本固め打ちのところで，PubMedを使った検索リストを読んで，目的に合いそうなタイトルをピックアップする練習をしました．次の段階では，こうして拾い上げた論文についてそのアブストラクトを読むことになります．アブストラクトの語数は，ジャーナルにもよりますが，だいたい250～300語程度です．ピックアップしたタイトルのアブストラクトを全部読むには，どうしたって時間が足りませんし，また，それは時間の無駄です．（さらに言えば，だいたいの場合，相当なボリュームになりますので，見ただけでげんなりしちゃって，読む気になりません．）

ではどうしたらいいでしょうか？

ここで，**「アブストラクト・ラスト2ライン読み」**をやります．アブストラクトの最後2文というのは，いわゆる，結論（Conclusions）部分に該当します．ここだけ，とりあえず読めば，その研究によって何がわかったか，ということはつかめます．（中には，アブストラクトの結論に，本論とはかけ離れたことを書いている論文もありますが，評価の高いジャーナルを選べば，そういうことはまずありません．）

それで，自分の目的に合っているかどうか，つまり，「使えるかどうか」を判断して振り分けます．

では，実際にアブストラクトを読んでみましょう．だけど，

アブストラクトなんて，読むの初めてです（´~`）

と心配顔の人のために，「わかっているアブストラクト」を出します．つまり，前項でプレビューを読んだ，NEJMからの1本です．さ，がんばっていこー！

あ，ここで注意．

アブストラクト全体について，辞書引いて理解しようとか，**全訳しようとか，企まないように．**それやると，それやらないと読めないカラダになっちゃうからね．なお，どうしても全訳読みたい，という方は，南江堂NEJM日本語サイトへ．

http://www.nankodo.co.jp/yosyo/xforeign/nejm/xf2hm.htm

Rivaroxaban in patients with a recent acute coronary syndrome.

（N Engl J Med. 2012; 366:9-19.）

Abstract

BACKGROUND Acute coronary syndromes arise from coronary atherosclerosis with superimposed thrombosis. Since factor Xa plays a central role in thrombosis, the inhibition of factor Xa with low-dose rivaroxaban might improve cardiovascular outcomes in patients with a recent acute coronary syndrome.

METHODS In this double-blind, placebo-controlled trial, we randomly assigned 15,526 patients with a recent acute coronary syndrome to receive twice-daily doses of either 2.5 mg or 5 mg of rivaroxaban or placebo for a mean of 13 months and up to 31 months. The primary efficacy end point was a composite of death from cardiovascular causes, myocardial

第2章 「読み」を決めろ！

infarction, or stroke.

RESULTS Rivaroxaban significantly reduced the primary efficacy end point, as compared with placebo, with respective rates of 8.9% and 10.7% (hazard ratio in the rivaroxaban group, 0.84; 95% confidence interval [CI], 0.74 to 0.96; P=0.008), with significant improvement for both the twice-daily 2.5-mg dose (9.1% vs. 10.7%, P=0.02) and the twice-daily 5-mg dose (8.8% vs. 10.7%, P=0.03). The twice-daily 2.5-mg dose of rivaroxaban reduced the rates of death from cardiovascular causes (2.7% vs. 4.1%, P=0.002) and from any cause (2.9% vs. 4.5%, P=0.002), a survival benefit that was not seen with the twice-daily 5-mg dose. As compared with placebo, rivaroxaban increased the rates of major bleeding not related to coronary-artery bypass grafting (2.1% vs. 0.6%, P<0.001) and intracranial hemorrhage (0.6% vs. 0.2%, P=0.009), without a significant increase in fatal bleeding (0.3% vs. 0.2%, P=0.66) or other adverse events. The twice-daily 2.5-mg dose resulted in fewer fatal bleeding events than the twice-daily 5-mg dose (0.1% vs. 0.4%, P =0.04).

CONCLUSIONS In patients with a recent acute coronary syndrome, rivaroxaban reduced the risk of the composite end point of death from cardiovascular causes, myocardial infarction, or stroke. Rivaroxaban increased the risk of major bleeding and intracranial hemorrhage but not the risk of fatal bleeding. (Funded by Johnson & Johnson and Bayer Healthcare; ATLAS ACS 2-TIMI 51 ClinicalTrials.gov number, NCT00809965.).

和訳は南江堂サイトにてご覧ください.

http://www.nankodo.co.jp/yosyo/xforeign/nejm/366/366jan/xf366-01-0009.htm

いきなり，大量の英字で，ちょっとのけぞっているかと思いますが，読むのはここだけです.

CONCLUSIONS In patients with a recent acute coronary syndrome, rivaroxaban reduced the risk of the composite end point of death from cardiovascular causes, myocardial infarction, or stroke. Rivaroxaban increased the risk of major bleeding and intracranial hemorrhage but not the risk of fatal bleeding.

まず，タイトルから得られる情報はこちら.

研究目的：Rivaroxaban について
研究対象：patients with a recent acute coronary syndrome

rivaroxaban の「何」について検討したんだろう，という疑問を持ちながら最初の文を読みます．文のキモは動詞なので，探してみると，ありますね.

reduced

で，続きを読むと，この研究の複合エンドポイント（composite end point）が書かれています(註).

複合エンドポイント：death from cardiovascular causes, myocardial infarction, or stroke

つまり，設定した複合エンドポイントの risk を減少させた

というわけです.

おそらく，この最初の文にあるのが一次エンドポイント(次頁註)なんでしょうから，2 文目は読み捨てても構わないわけですが，一応，目を通します.

註：複合エンドポイント？と思ったら 93 頁を参照しましょう．いくつかの定量化項目をあわせたものが「複合」です.

動詞を見ましょう．

increased

これ以下に，有害事象について記述されています．

この 2 文をまとめると，

rivaroxaban の効果と有害事象について検討した報告である

ということがわかりました．

どうですか？
この論文が何を言わんとしているのか，というのは，タイトルとラストの 2 ラインでおおよそつかむことができるのがわかります．この，

タイトル→ラスト 2 ライン

という流れで，ばっさばっさとリストアップした論文のアブストラクトをさばいていけば，一通りのモノは言えるようになります．

いかがでしたでしょうか？
これで，「読みトレ」，全工程，終了しました．本当にお疲れさまでした．
「アブストラクトちょろ読み」という初期ゴールに到着です．これで，とりあえずは，PubMed で検索したリストもあっさりばっさりさばくことができるはず！ですね．

え？　なんか，実感がない？

註：一次エンドポイントとは，その研究の仮説（帰無仮説）を正しいと判定するかどうかを決定づける測定項目のうち，最も重要なものを指します．詳しくは『「医学統計英語」わかりません！！』（東京図書，石野祐三子＋秋田カオリ）を参照．

じゃあ，次のページで，ちょっとおもしろい特集号を，一緒に読んでみましょう．ホント，おもしろいから．コーヒーとスウィーツでも用意して，のんびりやってみましょう．

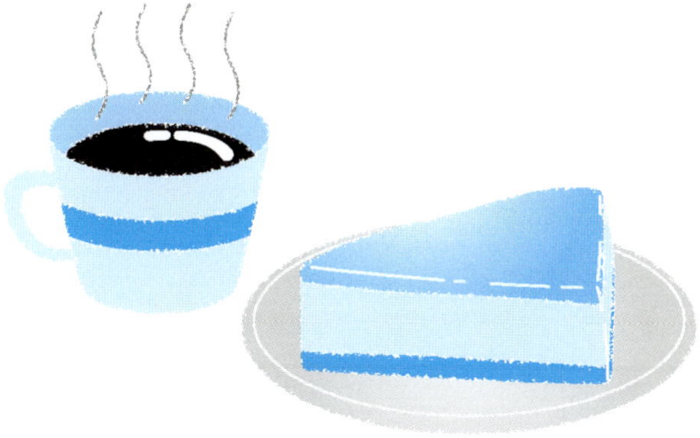

2-5 BMJのクリスマス号ではじけちゃえ！

飲み物と，お気に入りのスウィーツのご用意はできましたでしょうか？

では，いよいよ，ファイナルです.

BMJのクリスマス号，すなわち2012年12月22日号を一緒に読んでみましょう.
できれば，ウェブかアプリで，この号の表紙を出して眺めながら読むと，より気分が上がるかと思います.

…えっと，一応，あらかじめ，押さえておいていただきたいことが1つだけ．それは，

BMJは，イギリスの雑誌であって，

イギリス，というのは，

ロンドンオリンピックの開会式で，オーケストラの中に，ローワン・アトキンソン氏扮する，Mr. ビーンが混ざってて，さんざん，いろいろやらかしちゃったりする，というようなことがあり，の国だ

ということ.

JCOPY 498-04814

では，RESEARCH 部分のタイトルをざっと，一瞥してみましょう．

① Why Rudolph's nose is red: observational study.（BMJ.2012;345:e8311.）

② Using a dog's superior olfactory sensitivity to identify *Clostridium difficile* in stools and patients: proof of principle study.（BMJ. 2012;345:e7396.）

③ Mind wandering and driving: responsibility case-control study.（BMJ. 2012;345:e8105.）

④ Pain over speed bumps in diagnosis of acute appendicitis: diagnostic accuracy study.（BMJ. 2012;345:e8012.）

⑤ Nutritional content of supermarket ready meals and recipes by television chefs in the United Kingdom: cross sectional study.（BMJ. 2012;345:e7607.）

⑥ Building a metaphor: Another brick in the wall?（BMJ. 2012;345:e8302.）

⑦ A shaggy dog story.（BMJ. 2012;345:e7751.）

⑧ The tooth fairy and malpractice.（BMJ. 2012;345:e3027.）

目が点，になってます？

じゃ，アブストラクト，読みますよ．

えっと，もったいぶるわけじゃないんですが，アブストラクトの全文掲載は最初の 1 編だけにします．その他の論文についてはウェブでどうぞ．自分でウェブにアクセスして読んでみる練習もしてほしいからです．ウェブで読んでも，やることは同じですよ．「ラスト 2 ライン」に該当する，Conclusions のところだけ読みましょう．でも，ラスト 2 ライン読んだら，残りも読みたくなっちゃうかも．

① **Why Rudolph's nose is red: observational study.**

(BMJ. 2012;345:e8311.)

Objective To characterise the functional morphology of the nasal microcirculation in humans in comparison with reindeer as a means of testing the hypothesis that the luminous red nose of Rudolph, one of the most well known reindeer pulling Santa Claus's sleigh, is due to the presence of a highly dense and rich nasal microcirculation.

Design Observational study.

Setting Tromsø, Norway (near the North Pole), and Amsterdam, the Netherlands.

Participants Five healthy human volunteers, two adult reindeer, and a patient with grade 3 nasal polyposis.

Main outcome measures Architecture of the microvasculature of the nasal septal mucosa and head of the inferior turbinates, kinetics of red blood cells, and real time reactivity of the microcirculation to topical medicines.

Results Similarities between human and reindeer nasal microcirculation were uncovered. Hairpin-like capillaries in the reindeers' nasal septal mucosa were rich in red blood cells, with a perfused vessel density of 20 (SD 0.7) mm/mm^2. Scattered crypt or gland-like structures surrounded by capillaries containing flowing red blood cells were found in human and reindeer noses. In a healthy volunteer, nasal microvascular reactivity was demonstrated by the application of a local anaesthetic with vasoconstrictor activity, which resulted in direct cessation of capillary blood flow. Abnormal microvasculature was observed in the patient with nasal polyposis.

Conclusions The nasal microcirculation of reindeer is richly vascularised, with a vascular density 25% higher than that in humans. These results highlight the intrinsic physiological properties of Rudolph's legendary luminous red nose, which help to protect it from freezing during sleigh rides and to regulate the temperature of the reindeer's brain, factors essential for flying reindeer pulling Santa Claus's sleigh under extreme temperatures.

ちゃんと倫理委員会も通してある，大まじめな研究です．

補足すると，サンタクロースのそりを引いている「真っ赤なお鼻のトナカイさん」の名前は Rudolph と言います．（Rudolph についてもっと知りたい人は，人形アニメーション『ルドルフ　赤鼻のトナカイ』（東北新社，Robert L. May）がおすすめです．）

さらに，この論文の謝辞がまた秀逸．

We thank Santa Claus for his enthusiastic support. He was as keen as us to unravel the mystery of his friend's nose.

ふふふふ．じゃ，次のタイトルへ行ってみましょう．

> ② Using a dog's superior olfactory sensitivity to identify *Clostridium difficile* in stools and patients: proof of principle study.（BMJ．2012;345:e7396.）

どうですか？　これ，イグノーベル賞，もらえるんじゃないかと思うんですが．

> ③ Mind wandering and driving: responsibility case-control study.（BMJ．2012;345:e8105.）

当たり前のことを検証する，それが科学ですねー．

> ④ Pain over speed bumps in diagnosis of acute appendicitis: diagnostic accuracy study.（BMJ．2012;345:e8012.）

"speed bump" というのは，一時，日本もよく見かけた，道路にでこぼこをわざとつけていて，そこを高速で走りにくくしてあるやつです．

「患者さんのふとしたひと言がきっかけで」思いついたんでしょうか，これ．まあたしかに，「ジャンプしたら右下腹部に響きます？」とか訊きますけど…

> ⑤ Nutritional content of supermarket ready meals and recipes by television chefs in the United Kingdom: cross sectional study.
> （BMJ. 2012;345:e7607.）

日本だとちょっと違った結果になったかもしれません．

⑥〜⑧は自習にします．

あの，小難しいBMJが，こんな論文を〜〜〜，1号まるまる載せちゃってるんです．RESEARCH以外にも，SPORTとかTHE LIVES OF DOCTORSとか，ハンパない充実ぶりです．
ウェブで見ると，BMJという誌名タイトルの横に，

Helping doctors make better dicisions

とあるんですが，クリスマス号を読んでこれ見ると，もはやギャグにしか思えなかったりします．

どうですか，BMJのクリスマス号，楽しんでいただけたでしょうか？

医学誌和訳サイトでは，この号もマジーメに翻訳されてて，アクセス・ランキングも高いようですが…和訳サイトでこういう記事をわざわざクリックして読んでる人って，まさか真剣に「なるほどー」って読んでたりとかしてないか，気になったりもします．……あなたは，大丈夫ですよね？

この号のタイトルとラスト2行を読んで，ぷぷぷ，って笑えた人，「読みトレ」免許皆伝です．

おめでとうございまーす！

あなたは立派な「読み達人」，トップリーダーと呼びましょう．

もう，どんな論文だって大丈夫，**「タイトル＋ラスト 2 ライン」**でさくっと読んで，ばんばんこなしちゃってください．

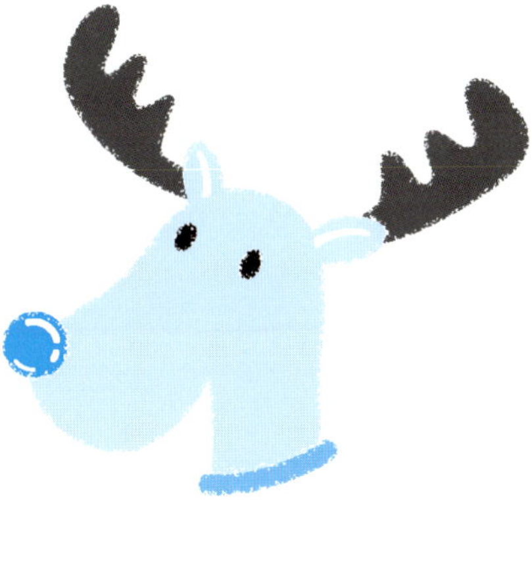

コラム5　英語やる気系読み物で，モチベーションをアップ

「やる気モードが続かない.」

誰でもそうです．気合いというのは消費されるものらしく，やはりどこかで補充しないとパワーダウンしてしまいます.

そんなときには，本を読みましょう.

英語のやる気を取り戻し，モチベーションをアップさせる読み物を5点紹介します．読めば得られるものが必ずありますから，気になるタイトルから手にとって読んでみてくださいね.

1冊目.

『「伝わる英語」習得術　理系の巨匠に学ぶ』（朝日新書，原賀真紀子）

前半は日野原重明氏，海堂尊氏といった，いわゆる理系・医学系のビッグネーム6名と原賀氏との対談，後半は東京工業大学で学生に英語を教えた経験を元にした，原賀氏から英語学習者へのアドバイスとなっています．対談のテーマは，「伝わる英語をどうやって習得したか」について．国際学会でびしばし発表している著名な先生方でも，英語にビビり，苦労し，あきらめたりした姿が，ご本人の口から赤裸々に語られています．それを読むと，「やっぱ，こんな有名な先生でもそうなんだよな」と安心できます．同時に，そういう「英語の修羅場」をどうやって切り抜けてきたかも語られ，実体験だけに大変説得力があります.

英語にくじけたとき，くじけそうなとき，励まされる1冊です.

2冊目.

『えいごのつぼ』（中経出版，関谷英里子）

アル・ゴア米元副大統領やダライ・ラマ14世などの同時通訳歴を持つ関谷氏が，自らの英語勉強2万時間から得た「英語とつきあうツボ」を披露しています．やる気用ツボ，コミュニケーション用ツボ，英語4力それぞれのツボなどなど，10個の大ツボに，小ツボが，「ワンポイントフレーズ＋解説」という形で10個前後入っています．どれも，関谷氏の体験に基づく，読めばすぐに役立つ，だけど意外と気がつかないツボばかり．ぱらっと開いたページをチラ

読みするだけでも，ものすごく得した気持ちになります．

英語を勉強していて迷いが出たとき，元気回復の糸口が見つかる1冊です．

3冊目．

『英語が面白くてとまらなくなる感動のマスターマップ勉強法』

（中経出版，小熊弥生）

英語に憧れはあったけれど全く苦手だった小熊氏が，通訳になろうと一念発起し，試行錯誤しながら目標を達成，その過程を振り返って，これから英語をやろうという人，やり直そうという人に，「くじけないコツ」を伝授しています．実際に自分がやってみてうまくいった方法を非常に具体的に，細かいところ（たとえば，こんな本を使ったとか，単語帳はこう作ったとか）まで書いてあります．それぞれ，「ちょっとやってみようかな」という気になる，ハードルの低い，しかし効果の高いやり方の紹介なので，そのうちのいくつかに挑戦することで飽きずに続けられます．

英語に向かう最初の一歩が踏み出せないとき，苦労しながら英語を身につけた小熊氏ならではのポジティブな励ましが背中を押してくれる1冊です．

4冊目．

『英語は「そこそこ」できればいい！
眠っている英語資源を掘り起こす15の方法』（朝日新聞出版，齋藤孝）

東大卒で，（受験）英語には自信のあった齋藤氏が英語による学会発表時，質疑応答で玉砕（どこかで見たような風景ですね…），その後，「自分に必要な英語はなんなのか？」を自問自答，たどり着いた答えが「そこそこ英語」でした．「高度な英語」への煩悩を捨て，悟りを開いた氏ですが，得意の「音読」や英語に響く「身体作り」，祝祭的「ハイタッチ・イングリッシュ」などなどの華麗なワザを次々と繰り出します．あきらめの「そこそこ」ではなく，限りなくアグレッシブな「そこそこ」へ．もちろん，「英語の修羅場」を全力で避ける力技もたっぷりです．

英語にたたきのめされたとき，開き直って「日本語頭」で英語をやる，その極意が詰まった1冊です．

最後の 1 冊.

『語学はやり直せる！』（角川 one テーマ 21，黒田龍之介）

NHK ロシア語講座の人気講師を務め，英語に限らず多言語を愛する黒田氏が，語学に傷ついた人がしこりのように持っている誤解，たとえば「外国語学校へ通わなくてはダメ」など，を，いつものゆったりのんびりとした語調でほぐしてくれます．語学好きだけど，「私，ばりばり語学できます」というような「押しつけオーラ」のない黒田氏（註：本当は，ばりばりできます）の話を聞いていると「語学って楽しそうだな」と自然に思えてくるから本当に不思議です．英語限定の内容ではありませんが，語学一般（英語含む）という視点も得難いものです．

英語をやり過ぎて胃がキリキリしたときに著効する 1 冊です．

第３章

使える英語は
これで決めろ！

3-1
「読み」から「英語使い」へ

最初は無謀に思えた，100タイトル＋10ダイジェスト＋1アブストラクト（＋おまけ）でした．しかし，とうとう読み終えて，最終章まで来ました．これは，ホント，すごいことですよ．だから，これからは，「読み」力について，絶対的な自信を持ってください．

とはいえ，

終わりの背中には，はじまりの胸がくっついている．

（『夜は、待っている。』東京糸井重里事務所，糸井重里）

「終わりは始まり」です．

今や，「読みトレ」免許皆伝，トップリーダーとなったわけですが，そこでやめちゃうと，元の木阿弥になります．“Easy come, easy go.”じゃ，もったいない！　第1章で説明したように，「読みトレ」はNo 3Ds，すなわち，No Dictionary!　No Desk!　No Duty! ですから，日々のコーヒーブレイクのお供に，ジャーナルの最新タイトルを眺めて，「読み」力のブラッシュアップをお忘れなく．**読めば読むほど，読むスピードと理解力はアップします．**

継続のコツは「習慣」にしちゃうことです．幸い，この本で取り上げた，NEJM，The Lancet，BMLなどのトップジャーナルは，最新号の目次をウェブやアプリで閲覧できます．目次には，掲載論文のタイトルが載っていますから，それだけ読むだけでも十分なトレーニングになります．

文献検索が必要になったときも同じです．PubMedでリストを出したら，キーワード→キーフレーズ→キーノートでタイトルを分解，使えそうな論文はアブストラクトのラスト２ラインを読む，それで院内カンファランスと退院サマリーくらいはなんとかなります．（論文を書くには，もうちょっと深く読まなくちゃならない場合もあります．が，リストを絞り込んでおけば読まなくちゃならない本数が減るので，以前のように，リストを前に茫然自失，とかにはなりません．）「歯磨きしないと気持ち悪い」と同じレベルまで習慣化できれば完璧です！

さて，ここからは発展編になります．

これまで培った「読み」力を基礎に置いて，そこから，その他の３力，すなわち，「書く力」「聞く力」「話す力」へベクトルを伸ばしていきます．

第１章で，「英語力」をこの４つに分解しました．でも，そもそも，この４つの力がきっちりと分離・独立して存在しているわけではないのです．

> **英語は英語．リスニングもスピーキングもすべてつながっている，とてもシンプルなものなのです．**
>
> （『えいごのつぼ』中経出版，関谷英里子）

「読む力」も「書く力」も「聞く力」も「話す力」も，それぞれがそれぞれの基礎になり応用になり，互いに影響し合って，「英語を使う力」になっています．だから，ひとつの力がアップすれば，相乗効果で，その他の力もついてくるはずなんですが…あまりにマジメにそのどれかひとつに集中していると，他の力へ続く扉を開け損なっちゃうことも…

だから，この章では，きっちり「読む」に取り組みつつ，同時にちゃっかり，その他の力もつけて，「英語が使える」ようになっちゃう仕掛けを紹介してきます．

えー，そんな，いっぺんに，あれもこれもできませーん，って？

いえいえ，**あれこれもいっぺんにできます**よー．

ほら，「一芸に秀でる者は多芸に通ず」っていうじゃありませんか．

オリンピック選手で，「ゴルフ初めてなんです」といいながら，あれよあれよという間にうまくなる人っているじゃないですか？　ひとつ，何かを極めると，そこで身につけたワザはほかでも応用が利きます．

「読みトレ」で身につけた基本技を振り返りましょう．

1. 最終ゴールを決める
2. ゴールをブレイクダウンする
3. ちっちゃいトレーニングを重ねる

そして，このとき，忘れがちですが，大切なことを繰り返します．

1. 医学情報とつながった題材でやること
2. 「読む」をベースに置くこと
3. 続けてやるけど，結構，しばしば，休憩を入れること

では，「英語使い」を目指して，扉をぎいーっと開けましょう．

3-1-1 「書く」へ広げる

日々の臨床生活の中で，「読む」に次いでニーズが高いのが「書く」です．

え～，論文書くなんてまだまだ先ですよ～

とか言っているうちに，「その日」は突如やってきます．

備えあれば憂いなし．

タイトルとアブストラクト・ラスト 2 ライン読みをやりながら，同時進行で「書き」トレもできちゃうって，知ってました？

まずは，ゴールを決めましょう！

［最終ゴール］　英語で論文を書く

おおっ，って感じがします？
いいんです，ここはこれで．ばーんと打ち出しておきましょう．
「英語で論文書いてる自分の姿」をしっかりと，細部に至るまで，なるべくかっこよく（←ここ，重要），脳裏に描いておいてくださいね．（イメージトレーニングは大事ですよぉ．理想に現実がきっと追いつく，と信じる者は救われます．）
とはいえ，論文 1 本仕上げるには，そういうテーマに遭遇できる運と，それをつかまえて論文にする「英語力」が必要です．
そのために，「今」，そう「読みトレ」を終わった「今」，できることは何かを考えます．現実にできそうな線で，目標を立てます．

[ファイ・トレ]　アブストラクトを2文で要約する
[パワ・トレ]　言い換え練習をする
[スタ・トレ]　使える表現を拾う

ココで一番キモになるのは，スタ・トレの**「使える表現を拾う」**です．今まで読んできた，タイトル，まとめ記事やプレビュー，そしてアブストラクト・ラスト2ラインに出てくる英文から，何度も出てくる**「定番表現」**をピックアップします．

それって…

思い出しました？

ダイジェスト10のところで，タイトルを並べ読みをして言い換え表現を見つけたり，うまい言い回しをチェックしたりしましたね？　あれがつまり，「使える表現を集める」です．

ダイジェスト10のときは，まだ「読みトレ」途中だったので，「読む」ことに重心を置いていました．そのため，「使える表現」については「気がついたら拾ってみる」という感じでした．でも，「書き」トレのためには，むしろ，**「拾うために読む」**という気持ちで，ラスト2ラインを攻めてみましょう．そのつもりで読むと，

あ，この表現，前にも出てきた．
こういうときには，この言い方なんだ．

と気づきがあります．それは，取りも直さず，自分が書くときにすぐさま「使える表現」なのです．チェックしながら自然に自分の中に貯める，というやり方でもいいですし，Evernoteなどの記録アプリや紙のノートに書き留めるというのでもいいでしょう．

では実際に，ひとつ，やってみますか？

① Transfusion strategies for acute upper gastrointestinal bleeding.
（N Engl J Med. 2013;368:11-21.）

【プレビュー】（註）

② A randomized clinical trial shows that among patients with upper GI bleeding, withholding transfusion until the hemoglobin level falls below 7 g per deciliter results in better outcomes than using 9 g per deciliter as the trigger for transfusion.

【アブストラクト】はこちら
http://dx.doi.org/10.1056/NEJMoa1211801

【ラスト 2 ライン】はこちら

Conclusions
As compared with a liberal transfusion strategy, a restrictive strategy significantly improved outcomes in patients with acute upper gastrointestinal bleeding.

読むのは，タイトル，プレビュー，ラスト 2 ライン，ですよ．（余裕があったら，アブストラクト全体を眺めてみても，もちろん，OK です．）

註：NEJM のウェブサイトでは，各原著論文のダイジェストがプレビューの形で表示されています（2013 年 8 月時点）．

［スタ・トレ］ 使える表現を拾う！

まずはプレビューから：

・A randomized clinical trial shows that ...

これは，「研究でわかったことは…だ」というときに便利な表現です．

・... withholding transfusion until the hemoglobin level falls below 7 g per deciliter results in better outcomes

この“result in”も，よく出てきますよ．「…という結果であった」というときに使います．

次にラスト 2 ラインから：

・As compared with a liberal transfusion strategy

だいたい，研究というものはなにかとなにかを比べてどうこう，ということが多いので，この“as compared with”はしょっちゅうお世話になる表現です．

・a restrictive strategy significantly improved ...

そして，群間比較では必ず有意差のあるなしが問われます．そこで必ず出てくるのがこの“significantly”です．これは大事な一語！

こうした「拾い上げ」ばっかり，当分の間，やり続ける，ということでいいんです．ほら，「読みトレ」だって，タイトルばっかり 100 本も読んだでしょ？　ここが「書きトレ」の基礎になります．焦らず，たとえば，NEJM 1 年分の論文から「使える表現」を拾ってみてはどうですか？　もちろん，一気にやらず，遊びながら，ですよ．

［パワ・トレ］ 言い換え練習をする

ちょっと高度な練習になります．この「書き」トレでの言い換え練習では，使える表現をすでにたくさん拾ってある，という前提で行います．表現の自由度もいくらかアップしているはず．ここでも，もちろん，「英文が合ってる」かどうか，は気にせずやります．動詞 1 つを入れ替えてみる，あるいは主語を無生物にしてみる，くらいのトレーニングでいいので，正しい英文かどうかは二の次でいいです．

たとえば，こんな感じで．

タイトルを「文」化！

タイトルは

Transfusion strategies for acute upper gastrointestinal bleeding

「書き」トレでは

This trial suggested the superior transfusion strategy for acute upper gastrointestinal bleeding.

ちょっとした「英語パズル」というか，「頭の体操」という感じで，おもしろ半分にやりましょう．

［ファイ・トレ］　アブストラクトを 2 文で要約する

よく入試問題でありますよね，「この文章の要旨を 200 字以内でまとめよ」ってやつ．あれは結構，高度な問題です．

それを，ここでやります．

ひー

という声も聞こえそうですが，大丈夫．だって，プレビューもあればラスト 2 ラインもあるんですもの．それらを，「適当に」というか「適切に」，つなぎ合わせられれば，これはできます．ただし，もともと Conclusions が 2 文だったりする場合には，それをそのまんま，というのは「なし」でお願いします．

じゃ，やってみましょう．

This trial examined the transfusion strategies for acute gastrointestinal bleeding. Compared with a liberal-transfusion strategy, a restrictive-transfusion strategy significantly improved outcomes in patients.

もちろん，これは一例で，別の要約もありです．

どうでしょうか？　ちょっと難しいなあ，と思ったら，それは，ブレイクダウンした 3 ステップを一気に進んだからですよ．繰り返しになりますが，**使える表現を拾うだけ，という作業をとことん繰り返して**ください．面倒なようでも，それが結局は，「書く」力の基礎になります．

なお，この「書く」力については下記に詳しく説明してありますので，ご参照くださいね．

『「医学英語論文」わかりません !! 』（東京図書，石野祐三子＋秋田カオリ）

3-1-2 「聞く」へ広げる

「書く」の次に縁がありそうなのが「聞く」です.

日本にいるんで，英語聞くこと，滅多ないんですけど，って？

いやいや，それは**「関心がないからそのチャンスを見逃していた」**だけなんですよ.

最近は，ちょっとしたセミナーや国内学会でもゲストスピーカーを海外から招き，英語で講演を聴くチャンスが増えてきました．いわゆる，グローバル化というやつです．しかし，残念ながら，会場は一杯でも，出席者のほとんどが，思いっきり寝ているというシーンもまれならず見られます…もったいなーい！

まあ，そうはいっても，そうした講演にこれまで一度も参加したことがない場合，「聞く」力については，受験英語のヒアリング以外にイメージしにくいのもまた事実ですよね.

ここで少し視点を変えて，英語が「聞ける」とどんなメリットがあるかを考えてみましょう.（もちろん，医学関係で，ですよ.）

耳からのインプットは，効率のよい情報収集という観点から，実は，密かに注目されています．iTunes Store を見ると，結構硬派な内容の**オーディオブック**や**ポッドキャスト**が並んでますよね．**忙しいビジネスパーソンは，耳から勉強**しています．いわゆる「ながら学習」というやつですね．実際，この先，日常業務がどんどん立て込んでくると，各ジャーナルの目次すら目を通す間がない，なんていうことも出てきます.

そんなとき，どうしたらいいでしょうか？

神戸大学教授で，感染症について多数の著作があり，医学教育にも造詣が深い岩田健太郎氏は，その超多忙な日々の中でも常に最新の医学情報を入手するため，ポッドキャストを利用して，主要な学術雑誌のサマリーを聞いているそうです．(『1 秒もムダに生きない　時間の上手な使い方』光文社新書，岩田健太郎）

その聞きっぷりは，しかし，すさまじいものが．

> **僕はこれを「2 倍速」にして聞いています．英語を 2 倍速で聞くのは当初大変でしたが，慣れるとどうということはありません．ポッドキャストの朗読はとても丁寧で，アーティキュレーション（きちんと発音すること）がはっきりしています．映画やドラマみたいにさらさらとしゃべらないので，理解しやすいのです．**（同書）

さらっと書いてありますが，これはものすごい「達人レベル」です．たしかに，NEJM のオーディオサマリーなどは通しで聞くと平均 20 分強かかりますから，2 倍速だと 10 分少々で終わります．時間をかけずに，効率よく，ダイジェストを入手できる，というわけです．しかし，実際に 2 倍速で聞いてみるとわかりますが，これは「音声を聞く」というよりは「音が脳に突き刺さる」という感覚に近いです．ここまで速いと，いちいち，「え，今の単語，何という意味？」とか思うスキすらありません．

> **国際学会のプレゼン，レクチャーなども，最近は MP3 で提供してくれるようになりました．学会で聞き逃したプレゼンや，聞きたいプレゼンも，iPhone にダウンロードして 2 倍速で聞けば，時間の節約になります．**（同書）

ジャーナルのポッドキャスト 2 倍速に耳と頭がついていければ，学会の講演も怖くない，確かにそうです．

というわけで，多忙に負けない，効率のいい情報収集の技として，「聞く」力をつけましょう．具体的な最終ゴールは，岩田氏にならってこれにします．

［最終ゴール］ジャーナルのオーディオサマリーを
2 倍速で聞ける

ゴールは遠くても，明瞭な像としてイメージできればなんとかなります．
いいですね，iPhone で，オーディオサマリーを 2 倍速で，ふんふんふふんーって，聞いちゃってる自分の姿をイメージしてください．

早速，これをブレイクダウンしてみましょう．

このトレーニングで聞くオーディオサマリーは，NEJM のものにします．一部ですが，スクリプトが公開されていますし，私が聞き比べたところ，NEJM が一番聞きやすい印象もありましたので．

［ファイ・トレ］何も見ないで聞く
［パワ・トレ］　論文タイトル（あるいは Table of Contents）を見ながら聞く
［スタ・トレ］　スクリプトを見ながら聞く

これを，とりあえず，「スクリプトが公開されている部分」に限定して，1 倍速でやってみましょう．だいたい時間にして，最初の 30〜40 秒くらいです．引き続き，それぞれの論文についての詳しい説明が始まります．そこは当面，放置しておきましょう．まずは，最初の 30〜40 秒を繰り返し聞いてください．
スクリプトもタイトルも「読み」トレで十分読んでますから，それを生かして聞いてみましょう．知ってる単語は聞き取れますね？　そこが重要ですよ．
聞いてみると，公開スクリプトと音声が違っていることもあるのに気がつきます．それは，
お！　聞き取れてる！

というサインなので，素直に喜んでくださいね．

そして，1 倍速で聞き取れるようになったら，1.5 倍速，2 倍速とスピードアップしていきます．

「たかが 30 秒ほどを聞いたところで」

と思っているかもしれません．が，リスニング対策は何 1 つやらないで TOEIC を受験していた私ですが，この NEJM のオーディオサマリーの冒頭ヘッドライン部分だけはスクリプトを見ながら，毎回，聞いていました．**半年くらい続けていたら**，それだけで，**リスニング問題の点数が 45 点くらい上がりました**．たいした時間はかからないので，ぜひ，やってみてください．

注意事項です．

この「聞き」トレも，**必ず，お遊び気分**でやってみてください．**「読み」トレの合間に，気分転換にやってみる**，程度で十分です．ちょっとずつの積み重ねが力になりますから．くれぐれも，眉間にしわ寄せて鬼気迫る顔で聞き取ったりしないように．

それから，NEJM に飽きちゃったら，もちろん，その他のジャーナルのポッドキャストを冷やかしで聞いてみてください．論文によっては，ウェブからビデオが見られるものもあります．そういうのを適宜混ぜながら，というのが続けるコツです．（私のお薦めは，例の，BMJ クリスマス号掲載論文のビデオです．）

3-1-3 「話す」へ広げる

残るのは「話す」ですね.
ここではまず「最終ゴールをどうするか」を考えてみましょう.

おそらく一番に頭に浮かぶのは「英会話ペラペラ」でしょう.

第1章でも触れましたが，日常の臨床で「英語で話す」シーンというのは滅多にありません．一般外来に，ネイティブスピーカーが来る，ということ自体，一部地域を除いてはまれですし，そもそも，日本人相手であっても「数分診療」とならざるを得ない，時間的に切迫した状況下で，ネイティブと延々と英語で深い話をする，ということは非常に想定しにくいです．「診察室での英会話」というような特別なシチュエーションの練習に時間と労力（と資金）を投下するのは，どう考えても，元が取れません.

かといって，「留学したときのために」日常英会話を練習する，というのは，さらにまれなシチュエーションです．ほとんどの普通の臨床医にはそういうチャンスはないので，妄想することはできても，リアルなイメージにはなりにくいです.

つまり，私たちが目指す，「話す」英語は，英会話，ではありません.

じゃあ，医者が「英語で話す」って，どういうときなの？

ずばり，それは**学会**です.

英語で，自分が発表する，質疑応答で答える，演者に質問する，フロアで挨拶＆ちょっと議論する，など，「英語で話す」チャンスはたくさんあります．国際学会じゃなくても，最近の国内学会には海外からたくさんの研究者が来日して，オーラルやポスターで発表しています．これを利用しない手はないでしょう.

学会に参加して「英語」で話す，というとちょっと腰が引けそうですが，実は，アドバンテージが 3 つあります．

1. **リハーサルができる**
2. **自分の専門領域である**
3. **情報主体のコミュニケーションである**

自分が話すにせよ，人の発表を聞くにせよ，事前に登録する抄録というものがあります．自分が演者なら，抄録はもとより，プレゼン画面も，発表原稿も，全部英語であらかじめ作ります．達人レベルになると，原稿なしで，プレゼン画面を見ながら英語で説明できるようになりますが，発展途上でそれをやるのは無謀です．**しっかり原稿を用意して，可能な限り何百回でも口を動かして練習しましょう．**覚える気がなくても口が覚えてるくらいまでいければ最高です．本番で，原稿棒読みにはならないはずです．

原稿を用意するにあたっては，関連する英文文献をたくさん読むことになります．ここでも「読み」トレを生かして，使える表現をしっかりモノにしておきます．このとき，実際に自分で声を出して読んでみるのがオススメです．

そして，自分がよく知っている領域で話をする，というアドバンテージも，非常に強力です．

現役病理医でベストセラー作家の海堂尊氏はインタビューで次のように話しています．

> **ある病気について話すときに，その疾患名さえ相手にちゃんと伝わっていれば，専門家としての「共通認識」があるわけだから，そのことについて話し合うことができるんです．**
>
> （『「伝わる英語」習得術　理系の巨匠に学ぶ』朝日新書，原賀真紀子）

しかも，日頃，使っている専門用語の大半は英語であったり，専門ジャーナルを時々読んでいれば英語での術語にも馴染みがあったりで，少々，発音やアクセントに難があっても，それらの知識を総動員すれば話すことができきます．

さらに，発表を題材にして話しているので，基本的には「情報のやりとり」が主体になります．

How to say it より What to say が大事

とは，かつて NHK ラジオで『続基礎英語』の講師を務められた安田一郎氏の言です（『日本人の英語力』小学館 101 新書，マーシャ・クラッカワー）．

学会での英語は，まさにその通り．学会に限ったことではないのですが，流ちょうであったり発音がきれいだったりというのは表層の枝葉末節であって，本質は「何が言いたいか」という情報の伝達です．それなくして，「話す」ということは成立しません．

では，改めて，「話す」力の最終ゴールを決めましょう．

[最終ゴール]　学会で，英語で発表する

これも，「書く」の最終ゴールと同じで，発表できる題材に恵まれる必要があります．が，いつ声がかかっても喜んで受けられるよう，準備万端にしておきます．

ここからブレイクダウンしてきます．

[ファイ・トレ]　学会上で，とにかく 1 つ，質問してくる
[パワ・トレ]　考えて，口を動かす
[スタ・トレ]　まずは口を動かす

では，スタ・トレの**口を動かす**から．

「読み」トレで使ってきた，タイトルやアブストラクトを声に出して読んでみましょう．

書き言葉を読んだって仕方ない，と思っている人もいますが，学会で演者とフロアとで交わされるディスカッションは，いわゆる“Hello-Hi”の英会話ではなく，情報交換を目的とした，構造がきちんとした英文になっています．だから，これまで読んできたような論文で使われている英語を口にする練習が大切になってきます．

そうはいっても，**タイトルなどで使われている専門用語**，見て意味はわかるけど発音は ??? ということも．そういうときには，**オーディオサマリーを利用**しましょう．**しっかり聞いて発音やアクセントをチェック**，できれば一緒に読んでみると効果抜群です．

次はパワ・トレの**考えて，口を動かす**へ．

スタ・トレで口が動くようになってきたら，今度は頭も一緒に動かします．つまり，「頭の中で，文を作って，それを口に出して言う」練習です．「書き」トレと重なる部分でもあります．**英文が書ければ英語は話せる**，とも言いますから（『日本人の英語力』小学館 101 新書，マーシャ・クラッカワー）．このとき，元手になるのは「読み」トレや「書き」トレで拾ってきた「使える文例」です．

結局，英語で話す，ということは，

頭の中で作った英語の文を，口に出して言う

ということにほかなりません．初めのうちは，この作るところから非常に時間がかかりますが，徹底的に練習します．練習することで，どんどんスピードアップします．英語の達人と言われる人たちは，そうした練習の末，ものすごい短時間で英文を作って，瞬時に口から出しているのです（『英語で話すヒント』岩波新書，小松達也）．

本来，「話す」練習には相手がいるわけですが，なかなかそううまく見つかるわけではありません．その場合には，あきらめず，**独り「エア・トーク」**で練習しましょう．独りなので，やり始めるときちょっと気恥ずかしいのと，単調になりがちな欠点はありますが．

最後はファイ・トレの，**学会で質問**，です．

自信のなさや緊張で，ハードルの高いトレーニングですが，これを乗り越えずして，最終ゴールにはたどりつきようもありません．

これをうまくこなすコツは 2 つ．

1. **下準備をしっかりしていくこと．**
2. **ゆっくり話すこと．**

とにかく，相手の抄録をしっかり読み（もし，ポスター発表なら事前に隅から隅まで読み尽くし），前もって，質問なり意見なりを考えて，英語にしておくことです．そのためには，すでに説明したように，関連する文献に目を通し，用語や術語を押さえ，相手の発表内容と合わせて，今，その領域で何が議論されているかも，考えておきます．

そして，もしかしたらこっちの方が重要かもしれませんが，とにかく，**ゆっくり話すこと**です．日本人スピーカーでよく見かけるのが，英語で話すという状況にすっかりテンパってしまい，ものすごい早口でしゃべろうとして，結局撃沈してしまう残念なケースです．考えてみれば，日本語で意見を言うときだって同じですね．きちんと自分の考えを相手に伝えるためには，相手の目を見て，ゆっくりと言葉を選びながら話しますよね．英語もそうなんです．

とかく，英語というと，自信がないばっかりに，早口になりがちですが，ゆっくりすぎるくらいゆっくり話すと，自分も落ち着きますし，なにより，ちゃんと相手に伝わります．

とにかく，1 つ，英語で質問してみましょう．自分のやっている領域であれば，意外と，相手の言うことも理解できるものですよ．

もう 1 つ付け加えると，**「質問がなければいいのに」と思っているのは日本人スピーカーくらい**で，わざわざ来日して発表しているくらいの研究者は，会場での質問やディスカッションを大変楽しみにしています．だから，少々つたない英語であっても，発表について意見や疑問をがんがん投げてあげると，喜んで答えてくれますよ．

3-2 英語を「知恵」に

というわけで，英語の勉強はこれにてめでたく全部終了です．お疲れ様でした．

完

え？え？え？

あのー，「読み」力の最初の目標をクリアしただけなんですけど．残りはどうするんでしょうか？

は？

たった今，残り 3 力の獲得方法について説明してましたよね？　それ，どうなっちゃうんですか？

げげ．

英語力足りないです．もっとブラッシュアップしなくちゃ，ですよ．

なんで，これで，終わりなんですか？

終わりなんです，勉強は．

わかります？

健康に「健康おたく」がいるように，英語にも**「英語学習マニア」**という一群が存在します．つまり，

どこまでも，英語のために，英語の勉強をしていく人達

のことです．第１章でお話ししたように，健康も英語も漠としたもので，実体はありません．あるとすれば，「自分がどこでよし」とするか，のゴールラインだけです．「健康おたく」も「英語学習マニア」もそのラインを見失い，それを限りなく探し続ける一団です．もはや「健康であること」や「英語ができること」が目的ではなくなっています．ただ「どこまでも続けていること」だけが，自分の存在意義であり，目的となってしまっています．

そういう一団の，“one of them”になりたいですか？

「英語ができたらなあ」の無限ループを終わらせるために，最初に，１本のゴールラインを引きましたね．そして，そのラインを目指してトレーニングを積み，ついさっきゴールしました．

ゴールしたらそのレースは終わりです．所期の目的はすでに達成しました．

まだ納得いかない，って顔してますね．

じゃ，ちょっと補足．

「英語ができるようになるための英語」，つまり「英語のための英語」の勉強は，もう終わりました，ということです．

ここからは，「英語のための英語」ではなく，**「臨床のための英語」**を始めましょう．

仕事をしながら技術を身につけていくことをOJT（On-the-Job Training）といいます．まさにこれからは，英語のOJTです．トレーニングで獲得した英語ヂカラをフルに使って，臨床応用していきましょう．

ともかく，今できるのは，**「タイトルとアブストラクト・ラスト２**

ライン」だけです．いいじゃないですか，ジャーナルでも文献でも，それを使ってがんがん読んでいきましょう．まだまだチカラ不足？　気にしません！　だいたい，あなたの英語が完璧になるまで，患者もあなたの人生も待ってくれませんよ．ドロ縄だろうがなんだろうが，走りながら考えてつじつまを合わせるくらいの勢いでやっていきましょう．（そういう経験は，これまで，数知れず積んできたハズ…）

英語は使えば使うほど使えるようになります．やればやるほどうまくなる血管確保，と同じようなもんです．そして，そうこうするうち，だんだんと，英語を「使っているのだ」ってわざわざ身構えなくなってきます．

全ての装備を知恵に置き換える．

（『全ての装備を知恵に置き換えること』集英社文庫，石川直樹）

- 治療上の疑問点を，躊躇なく，PubMed で調べ，文献を読んで，解決策を見つける．

- 担当症例についての自分の知識を，最新ジャーナルの原著論文でアップデートする．

- 海外で話題になっているトピックスを，ダイレクトにチェックする．

以前なら，日本語でやっていたことを，ごく自然に，ごく当たり前に，英語でやっている自分に気がつきます．

そのとき，英語は「目指すもの」ではなくなり，自分自身の一部，いわば「知恵」になっています．世界中から発せられる最新の医学情報は，その「知恵」によって自分の中で変換され，目の前の患者さんや，周囲の医療環境に還元され，そこで得られた知見はまた，世界へ発信されます．英語を英語として勉強していては到達できない，高レベルの循環が生まれます．

みんなが日本のサイズで考えていた時代から，
いろんな国の人たちが
スッと混じり合える時代へ

（日本の人たちのいいところ．2012 年 6 月 29 日，ほぼ日刊イトイ新聞
http://www.1101.com/patrick/index.html）

というわけで，
英語の勉強はこれで終わりです．

この本を閉じ，今週号の NEJM を見に行きましょう．

世界はあなたを待っています．

巻末資料——和訳

2-2-3-1 ステップ1 キーワードをひとつまみ（本文58～70頁）

1 急性冠症候群発症直後の患者におけるリバーロキサバン（血液凝固第Xa因子阻害薬）

2 急性冠症候群におけるトロンビン受容体拮抗薬ボラパクサール

3 単純ヘルペスワクチンの治験における有効性の結果

4 大腸癌における *TFAP2E-DKK4* と化学療法抵抗性

5 転移性乳癌に対するペルツズマブ＋トラスツズマブ＋ドセタキセル併用療法

6 無症候性心房細動と脳梗塞リスク

7 長距離走レース中の心停止

8 *HOXB13*（ホメオボックス転写因子遺伝子）での生殖細胞系変異と前立腺癌リスク

9 メディケア・アドバンテージ（米国の医療制度の1つ，民間保険会社によるパッケージを含む）プランでのフィットネスクラブの会費やその他のお得な選択

10 BRAF阻害薬治療患者での皮膚扁平上皮細胞癌における *RAS* 変異

11 C型肝炎のジェノタイプ1型に対する2つの抗ウイルス薬についての予備的研究

12 高齢女性における骨密度検査の間隔と骨粗鬆症への移行

13 非上皮性卵巣癌において頻発する体細胞 *DICER1* 変異

14 甲状腺ホルモン受容体α遺伝子の変異

15 去勢抵抗性前立腺癌の男性におけるデノスマブと無骨転移生存期間：第3相ランダム化プラセボ対照試験の結果

16 イラン農村部でのプライマリ・ケア保健師（Behavarz workers）による糖尿病と高血圧症の管理の有効性：全国的代表観察研究

17 急性腸骨大腿深部静脈血栓症に対するカテーテル血栓溶解療法追加後群と標準的治療後群の長期アウトカムの比較（CaVenT スタディ）：ランダム化比較試験

18 国際麻薬条約によって，どの程度公衆衛生を守れるのか？

19 成人死亡診断における死体解剖の代替としての死後画像診断：検証研究

20 急性症候性肺塞栓症の患者における，エノキサパリンに週1回イドラバイオタパリヌクス追加投与群とエノキサパリン＋ワルファリン群の比較：ランダム化二重盲検ダブルダミー非劣性試験

21 胞状奇胎での子宮内容除去6カ月後の化学療法とヒト絨毛性ゴナドトロピン濃度：後ろ向きコホート研究

22 エチオピアにおける高侵淫性トラコーマに対するアジスロマイシン集団治療年1回実施群と年2回実施群の比較：クラスターランダム化試験

23 法律で健康に：公衆衛生の法律を使用する機会が逸されている

24 青年期から若年成人期の自傷行為の自然経過：集団ベースのコホート研究

25 自己免疫障害患者の肺塞症リスク：スウェーデンの全国追跡調査

26 急性呼吸促迫症候群における静脈内 β-2 アゴニスト投与の臨床アウトカム上の効果（BALTI-2）：多施設ランダム化比較試験

27 HIV-1 感染の母親からの母乳を与えている乳幼児に対する，出生後 HIV-1 感染予防のネビラピン長期投与レジメンの効能と安全性（HPTN 046）：ランダム化二重盲検プラセボ対照試験

28 治験のメタ解析における報告バイアスの効果：メタ解析の再解析

29 ClinicalTrials.gov に登録された，NIH の資金援助を受けた治験の論文発表：横断的解析

30 ClinicalTrials.gov 内の治験結果の報告義務のコンプライアンス：横断的研究

31 発表論文に関するバイアス，（査読者の）選定バイアス，および個人参加者データを用いたメタ解析中で利用できないデータの評価：データベース調査

32 ランダム化臨床治験からのエビデンスがなぜ Medline から検索できないのかを理解する：インデックス化した記録とインデックス化していない記録の比較

33 臨床治験の報告の質に関する文書形式の影響：登録報告，治験総括報告書とジャーナルでの論文発表の比較

34 乳癌スクリーニングの純有害性の可能性：Forrest 報告の改訂モデル

35 スクリーニングとして実施されたマンモグラフィーにより発見された非進行性癌からの過剰診断：集団ベースの登録データで補正した確率的シミュレーション研究

36 高血圧の超高齢者治療による直近と将来の利得：超高齢者ランダム化比較試験における高血圧への積極的治療延長からの結果

37 膝あるいは股関節の初回関節全置換術後のビスホスホネート使用とインプラント生存時間の相関：集団ベース後ろ向きコホート研究

38 周産期および母体死亡率における，伝統的産婆への訓練とサポートを組み込んだ戦略の有効性：メタ解析

39 低リスク妊娠の健康女性の予定出産場所による周産期及び母体のアウトカム：Birthplace in England による全国的前向きコホート研究

40 認知機能低下の発症時期：Whitehall II による前向きコホート研究

2-2-3-2 ステップ 2 キーフレーズをひとつかみ（本文 71～89 頁）

41 骨髄線維症に対する，ルクソリチニブでの JAK 阻害と現時点での最良の治療との比較

42 骨髄線維症に対するルクソリチニブの二重盲検プラセボ対照試験

43 妊娠中におけるニコチン置換パッチ療法のランダム化試験

44 重症外傷性脳損傷に対するアマンタジンのプラセボ対照試験

45 多領域の塩基配列解析によって明らかになった腫瘍内不均一性と分岐進化

46 中等度～高度アルツハイマー病に対するドネペジルとメマンチン

47 重篤な低ホスファターゼ血症に対する酵素補充療法

48 クッシング病に対するパシレオチドの 12 カ月間の第 3 相試験

49 メラノーマ患者におけるアブスコパル効果（放射線未照射部位でも腫瘍が縮小する）の免疫学的相関

50 11年の追跡調査での前立腺癌の死亡率

51 中国における心臓死後の臓器提供の試験的プログラム

52 非扁平上皮非小細胞肺癌切除における生存予測のための臨床分子アッセイ：進展と国際的評価研究

53 2003年から2011年の間の中国における医療サービスの利用と財政保護のトレンド：横断研究

54 中国における慢性腎疾患の有病率：横断的研究

55 男性での冠動脈疾患の遺伝形質：Y染色体の役割の解析

56 心筋梗塞後の心臓再生のためのカーディオスフェア由来細胞冠動脈内注入（CADUCEUS）：前向きランダム化第1相試験

57 急性ST上昇型心筋梗塞患者の初回経皮冠動脈インターベンション中のアブシキシマブの冠動脈内と静脈内急速投与の比較：ランダム化試験

58 近年の熱傷治療における小児患者の熱傷範囲と生存確率：前向き観察的コホート研究

59 青年期のうつ病

60 バングラデシュ郊外でのクロルヘキシジンでの臍帯洗浄が新生児死亡率に及ぼす効果：地域ベースのクラスターランダム化試験

61 急性大麻摂取と自動車衝突事故リスク：観察的研究の系統的レビュー

62 肩峰下インピンジメント症候群患者における手術の必要性に対する特殊運動プログラムの効果：ランダム化比較研究

63 更年期移行に関係する中年期の症状：英国における前向きコホート研

究

64 連続アウトカムをみる治験における介入効果の推定に及ぼす単施設試験の影響：メタ疫学研究

65 非インスリン治療２型糖尿病患者の自己血糖測定ランダム化試験における個々の患者データのメタ解析

66 統合失調症患者の補助療法としてのグループ芸術療法：多施設実際的ランダム化試験

67 周産期及び乳児死亡率の国際的比較における（出生の）定義ベースと実際の出生登録の影響：集団ベース後ろ向き研究

68 ヨーロッパでの，ヒトパピローマウイルスの一次スクリーニングと子宮頸癌の細胞診との比較：オランダの微視的シミュレーションモデルに基づく費用対効果の解析

69 老人ホーム高齢入所者における抗精神病薬処方別死亡リスク差

70 出生時在胎月齢の，３歳及び５歳児の健康アウトカムへ与える効果：集団ベースコホート研究

2-2-3-3 ステップ3 キーノートをわしづかみ（本文 90～103 頁）

71 難治性再生不良性貧血におけるエルトロンボパグと造血能改善

72 血清クレアチニンとシスタチンＣからの糸球体濾過量の推定

73 術後せん妄後の認識機能の推移

74 骨折予防のためのビタミンＤ必要量のプール解析

75 BRAF 変異メラノーマにおける MEK 阻害による生存期間の改善

76 多発性硬化症における免疫ターゲットとしてのカリウムチャンネル KIR4.1

77 重症敗血症に対するヒドロキシエチルデンプン 130/0.42 と酢酸リンゲル液

78 臓器移植片対宿主病におけるリンパ球走化性の阻害

79 限局性前立腺癌に対する根治的前立腺全摘出術と経過観察の比較

80 ANCA 関連血管炎での遺伝子的に異なるサブセット

81 PCSK9, REGN727/SAR236553 へのモノクローナル抗体の効果，ヘテロ接合型家族性高コレステロール血症患者における LDL コレステロール低下のためのスタチン定量投与へのエゼチミブ追加の有無による効果：第 2 相ランダム化比較試験

82 健康管理と研究，医学教育に関する多重疾病罹患率の疫学と推測：横断的研究

83 動脈瘤性くも膜下出血に対するマグネシウム（MASH-2）：ランダム化プラセボ比較試験

84 中所得国における認知症発生率と死亡率，及び認知的予備力の指標との相関：10/66 認知症研究グループ集団ベースコホート研究

85 避妊薬使用により回避された母体死亡：172 カ国の解析

86 ガーナ，南アフリカ，タンザニアにおける財政とヘルスケア利用の公平性：皆保険制度に続く道のりへの示唆

87 女性器切除後の再建手術：前向きコホート研究

88 世界の主要な非伝染性疾病における運動不足の影響：疾病負担と平均余命の解析

89 自家移植幹細胞で遺伝子操作した同種異系静脈の移植：概念実証研究

90 心房細動の電気除細動後における短期と長期の抗不整脈薬治療の比較(Flec-SL)：前向きランダム化非盲検，盲検エンドポイント評価試験

91 スウェーデン女性における低炭水化物－高タンパク質ダイエットと心血管疾患発生率：前向きコホート研究

92 性的活動性の高い女性における生殖器発がん性ヒト・パピローマウイルスの罹患，感染および持続感染に関する頻度とリスク因子：地域ベースのコホート研究

93 イギリスの一次医療における骨粗鬆症性骨折のリスク予測のための改訂 Qfracture アルゴリズムの誘導と評価：前向き非盲検コホート研究

94 インパクトファクターの高いジャーナルにおけるアブストラクト報告で，CONSORT ガイドラインを編集者が推進した効果：分割時系列分析

95 医学ジャーナルで別刷り注文数と製薬産業の財政的支援：症例対照研究

96 二次医療の利用時のテレヘルスの効果と死亡率：Whole System Demonstrator のクラスターランダム化試験からの知見

97 2 歳児の BMI に関する家庭ベースでの早期介入の有効性：ランダム化比較試験

98 女性における長期のアルコール摂取と関節リウマチのリスク：集団ベースコホート研究

99 現況での男性の腹部大動脈瘤スクリーニング検査と再検査の費用対効果：診断解析モデル仮説コホートの評価

100 子癇前症疑いの患者における有意なタンパク尿あるいは有害な妊娠転

帰を発見するためのスポット尿中のタンパクとアルブミン/クレアチニン比の診断精度：系統的レビューとメタ解析

2-2-3-4 タイトル読みを実戦する！（本文 104〜121 頁）

101 過食中の体重増加，エネルギー消費，体組成への食物タンパク量の効果：ランダム化比較試験

102 肥満手術と長期心血管系イベント

103 心筋梗塞後再入院に関する国ごとの差とそれに相関する因子

104 血清カリウム濃度と急性心筋梗塞死亡率

105 偶発性認知症と入院との相関

106 20 年以上のマリファナ曝露と肺機能の相関

107 心臓手術施行患者でのカングレロール抗血小板ブリッジング療法：ランダム化比較試験

108 未熟児無呼吸に対する新生児カフェイン療法後の無障害 5 年生存

109 コントロール不良小児喘息に対するランソプラゾール：ランダム化比較試験

110 *BRCA1–BRCA2* 間変異と浸潤性上皮性卵巣癌女性の生存率の相関

111 ペルフルオロ化合物に曝露させた小児における血清ワクチン抗体濃度

112 急性および亜急性頸部痛に対する脊椎徒手整復術（マニピュレーション）あるいは投薬，アドバイスをつけた在宅運動：ランダム化比較試験

113 診察記録からのインフルエンザ同定のための自然言語処理による生物学的監視方法の比較

114 院内および30日モデルを使用して計算した病院リスク標準化死亡率の比較：病院プロファイリングの意義と観察的研究

115 慢性閉塞性肺疾患増悪を低減するための高用量ビタミンD：ランダム化試験

116 CPAP治療の有無による閉塞性睡眠時無呼吸の女性における心血管系死亡率：コホート研究

117 集中治療室における従来型医学剖検の代替としてのバーチャル剖検：前向きコホート研究

118 地域内での移動性における長期身体障害のリスク因子と要因：高齢者のコホート研究

119 ヘプシジンは胃壁細胞に局在しており，酸分泌を調整し，ヘリコバクター・ピロリ感染により誘導される

120 腸管レニン-アンギオテンシン系はLkb1の欠失後に活性化する

121 急性ジアルジア感染症罹患3年後の過敏性腸症候群および慢性疲労の発症：既往歴コホート研究

122 セリアック病において細胞極性決定タンパクPar-3とPP-1は上皮タイト・ジャンクション欠損に含まれる

123 インフリキシマブ維持療法によってコントロールされた，クローン病患者におけるアダリムマブへの変更：前向きランダム化SWITCH試験

124 チオプリンは炎症性腸疾患患者における進行大腸癌を防止する

125 機能，身体障害，健康についての国際分類に基づく炎症性腸疾患の初期障害分類の進展

126 *TERC* 多型が大腸癌感受性とテロメア伸長と相関する

127 アスピリン連日投与による大腸腺腫再発防止：APACC ランダム化試験の 4 年後結果

128 喫煙，禁煙と急性膵炎：前向き集団ベース研究

129 インターロイキン–6 介在プログラニュリンの発現は Akt 依存メカニズムにより胆管癌の進展を増加させる

130 腫瘍抑制因子であるマイクロ RNA–124 は，ROCK2 と EZH2 の抑制により肝細胞癌細胞の浸潤性を調整する

131 C 型肝炎 3 剤併用療法の認可によるフランスでの対象患者数への影響と費用への相関：モデルベース解析

132 ノイラミニダーゼ阻害薬耐性についての世界的評価：2008–2011. インフルエンザ耐性情報研究（IRIS）

133 オセルタミビルに曝露したマガモにおける低病原性鳥インフルエンザ（A/H1N1）感染の病理生物学とウイルス出芽

134 耐性の影響：オセルタミビル耐性インフルエンザ A 型ウイルスの in vitro での適応度と in vivo での感染性及び伝染力

135 ノイラミニダーゼ阻害薬に対するインフルエンザウイルス感受性を検知する分析法

136 インフルエンザノイラミニダーゼ阻害薬：抗ウイルス作用と耐性のメカニズム

137 2009–2011 年の台湾におけるオセルタミビル耐性インフルエンザ

A(H1N1)pdm09 型ウイルスの特徴

138 2011 年のアジア太平洋地域におけるインフルエンザの抗ウイルス薬抵抗性

139 2010 年から 2011 年の中国におけるインフルエンザ B 型ウイルスのノイラミニダーゼ阻害薬感受性試験によりウイルスがオセルタミビルとザナミビルへの感受性を減少させていることが明らかに

140 インフルエンザ A 型感染に対するアマンタジンとオセルタミビル，リバビリンの併用療法：安全性と薬物動態

141 ワンステップ二本鎖 RT-PCR 法によるインフルエンザ A(H1N1)pdm09 型ウイルスにおける S247N ノイラミニダーゼ変異の迅速検出

142 オセルタミビル感受性の低下した I221V インフルエンザ B 型ウイルス変異型に感染した患者のクラスター：ノースカロライナとサウスカロライナ，2010–2011

143 インフルエンザウイルスにおけるノイラミニダーゼ阻害薬耐性と関連メカニズム

144 インフルエンザ罹患の 2 歳未満小児におけるオセルタミビルの薬物動態と投与量，及び耐性

145 全国インフルエンザ監視プログラム：ポルトガルにおける 2010/2011 期のインフルエンザの活動性の結果

146 ヨーロッパにおけるインフルエンザウイルスの抗ウイルス薬感受性試験の評価：第 1 回外部品質評価実施からの結果

147 ハイスループットスクリーニング法によるインフルエンザ A 型ウイルスノイラミニダーゼ中の H274Y の代償性変異の系統的同定

148 結合競合による薬剤耐性評価のための化学プローブ（RABC）：オセルタミビル感受性

149 インフルエンザB型ウイルスノイラミニダーゼの活性部位からかなり離れた単一のE105K変異が複数のノイラミニダーゼ阻害薬への感受性低下に関与する

150 インフルエンザウイルスの薬剤耐性

151 インフルエンザA(H1N1)pdm09型：パンデミックを越えて

152 禁煙しようとしている喫煙者を補助する戦略

153 大うつの既往と禁煙の転帰：最新の系統的レビューとメタ解析

154 退役軍人におけるバレニクリン投与と相関する神経精神病学的有害事象：症例シリーズ

155 汚染コカイン乱用後のレバミゾール誘発ウェゲナー肉芽腫

156 バレニクリンは統合失調症あるいは統合失調性感情障害患者の精神症状を悪化させるのか？　報告研究のレビュー

157 禁煙薬物療法が膵臓β細胞機能に及ぼす効果

158 手術前後のバレニクリンによる禁煙介入：二重盲検ランダム化プラセボ対照試験

159 統合失調症患者での禁煙におけるバレニクリン：12週間非盲検試験における安全性と有効性

160 喫煙と禁煙戦略の健康への影響：最新エビデンス

161 妊婦の喫煙者における禁煙薬物療法の効能と安全性：メタ解析

162 実際に経験される症状を添付文書は反映しているのか？：プライマリケア設定でのバレニクリンとゾルピデムの自動応答電話による医薬品の副作用調査システムを用いた評価

163 2つの都市大学健康センターでの禁煙に対するバレニクリンの有効性

164 統合失調症あるいは統合失調性感情障害患者における禁煙に対するバレニクリンの安全性と効能を評価するランダム化二重盲検プラセボ対照研究

165 バレニクリン服用患者における自殺念慮予知のための患者健康アンケート-2の使用

166 妊娠中の禁煙療法

167 禁煙のためのバレニクリン使用に相関する心血管系の重篤な有害事象リスク：系統レビューとメタ解析

168 禁煙とうつ…レビュー

169 自閉症スペクトラム障害治療のためのメカミルアミンのプラセボ比較パイロット試験

170 禁煙のためのニコチン受容体部分アゴニスト

171 ラットでのニコチン静脈内自己投与におけるメチラボンとオキサゼパム併用の効果

2-3 ダイジェスト10（本文125～131頁）

(1) NEJM This Week—January 5, 2012

急性冠症候群発症後のリバーロキサバン，急性冠症候群でのボラパクサール，単純ヘルペスワクチンの有効性と，大腸癌でのフルオロウラシル耐性に関する記事を掲載.

(2) NEJM This Week—January 12, 2012

乳癌における２種の抗 HER2 抗体，無症候性心房細動と脳梗塞のリスク，長距離走レース中の心停止，前立腺癌の遺伝的リスク因子，フィットネスクラブ会費とメディケア・アドバンテージプランに関する記事を掲載.

(3) NEJM This Week—January 19, 2012

BRAF 阻害薬と皮膚扁平上皮細胞癌，C 型肝炎に直接作用する抗ウイルス薬，更年期以降の骨密度検査，原始癌における発がん性 *DICER1* 変異，甲状腺ホルモン受容体 α の変異に関する記事を掲載.

(4) NEJM This Week—January 26, 2012

ベバシズマブと HER2陰性乳癌，乳癌のネオアジュバント療法でのベバシズマブ，循環器疾患の生涯リスク，寒冷蕁麻疹と免疫欠損と自己免疫に関する記事を掲載.

(5) NEJM This Week—February 2, 2012

ホジキンリンパ腫への ABVD と放射線療法，子宮筋腫への酢酸ウリプリスタル治療対プラセボ，子宮筋腫への酢酸ウリプリスタル治療対酢酸ロイプロリド治療，１型糖尿病での GAD65 と β 細胞機能に関する記事を掲載.

(6) NEJM This Week—February 9, 2012

甲状腺検査と小児の認知機能，脳深部刺激と記憶増強，パーキンソン病に対する太極拳，乳癌でのエベロリムスと無進行生存，メディケア D 部門薬剤支出の地域差に関する記事を掲載.

(7) NEJM This Week—February 16, 2012

てんかん重積発作時の来院前管理，癌患者での血栓予防，血小板増加と卵巣癌進行，拡張型心筋症でのタイチン変異，*KISS1* 不活化変異と思春期に関する記事を掲載.

論文タイトル：卵巣癌での腫瘍随伴性血小板増加症

(8) NEJM This Week—February 23, 2012

ポリープ切除と大腸癌死亡の予防，大腸内視鏡検査対免疫学的便潜血検査，BRAF 変異メラノーマでのベムラフェニブ，全顔面移植に関する記事を掲載.

(9) NEJM This Week—March 1, 2012

骨髄線維症へのルクソリチニブ，妊娠中のニコチン置換療法，重症外傷性脳損傷へのアマンタジンに関する記事を掲載.

(10) NEJM This Week—March 8, 2012

腫瘍内不均一性とオーダーメイド薬，アルツハイマー病でのドネペジルとメマンチン，低ホスファターゼ血症での酵素療法，クッシング病でのパシレオチド，イピリムマブと放射線療法でのアブスコパル効果に関する記事を掲載.

コラム 4　Twitter，Facebook を活用しよう（本文 132～135 頁）

①2 編の第 3 相試験によって活動性全身症候を呈する全身性若年性特発性関節炎でのカナキヌマブの有効性が示されている.

②抗 IL-6 受容体抗体であるトシリズマブが小児の全身性若年性特発性関節炎に有効.

③複数の州での真菌感染症発生に関する予備解析で相当数の死亡率/死亡数が明らかに.

④GBD2010 研究が無料でオンライン掲載中. 1 つの研究に本誌一号分を全投入するのは初の試み.

⑤20 年前と比較して，感染病，母子の疾病，栄養不良による死亡が低減.

⑥The Lancet では世界疾病負担に関する研究を，従来の最大規模で掲載. オンラインで無料購読できます.

⑦ルドルフの鼻がサンタのソリを案内してくれるまで，あと 3 晩だが，どうしてルドルフの鼻は赤い？ http://fb.me/xg2BttbG に注目.

⑧日常生活での選択はどう日々に影響するのか？　デイビッド・シュピーゲ

ルホルターはその計算に“マイクロライフ”を利用.

⑨カナダ人医師達は自分たちにマリファナを処方するのは不適当だと述べる.

⑩2009年のパンデミックで初めて現れたH1N1ウイルスが，今や世界のある地域では最も一般的に流行しているインフルエンザウイルスになっている.

⑪北アメリカ，ヨーロッパ，北アフリカ，東地中海，アジアの温暖地域でここ数週間でインフルエンザの活動度の増加していることが報告された.

⑫他の季節性インフルエンザウイルスと同様に，死亡例の中にはインフルエンザA（H1N1）パンデミック2009ウイルス感染によるものも含まれると予想される.

⑬インフルエンザA（H1N1）パンデミック2009ウイルスはヒト間で3年以上流行し，季節性ヒトインフルエンザウイルスとなっている.

⑭眠いって？　運転しないように！　居眠り運転をどう防ぐか，学べます.

⑮糖尿病だからって，新年のお祝いが楽しめないわけではありません．糖尿病を前もって管理できます.

⑯最近，調剤薬局からの汚染メチルプレドニゾロンの注射に関係する侵襲性真菌感染症が確認されている．予備報告で，3カ月前の確認初期から現在に至るまでの発生の疫学を発表.

⑰ある年齢から男性および女性は健康でどの位生きられるのか，最新の世界的推定値をGBD2010報告の第2回の記事で詳述．2つの時期等を比較してこのような解析が行われるのは初めてのこと.

⑱ビーグル犬のクリフ，病棟の *C. diff* を嗅ぎ分けるよう訓練―クリフの行動を我々初のクリスマス動画で.

⑲気分が悪い？　抗生物質が解決策ではありません．抗生物質の濫用や誤使用が病原菌を変化させて，抗生物質での病気治療を難しくすることもあります．正しく抗生物質を使っていますか？　新しい動画で正しい知識を．

2-5　BMJのクリスマス号ではじけちゃえ！（本文142〜147頁）

①ルドルフの鼻はなぜ赤い：観察的研究

②糞便や患者中の *Clostridium difficile* を同定するための，イヌの鋭い嗅覚の利用：原理研究の証拠

③心の迷いと運転：職責の症例研究

④急性虫垂炎診断でのスピードバンプ（道路の防止帯）越えの痛み：診断精度の研究

⑤イギリスにおけるスーパーマーケットの惣菜と有名シェフのレシピの栄養価：横断的研究

⑥暗喩の構築：その壁にもう1つレンガを？

⑦毛むくじゃらのイヌの物語

⑧歯の妖精と医療ミス

⑨ルドルフの鼻はなぜ赤い：観察的研究

目的　サンタクロースのそりを引くあの有名なトナカイ，ルドルフのピカピカの真っ赤なお鼻は，高密度かつ豊富な微小循環が存在するためであるとする仮説を検証する方法として人とトナカイの鼻の微小循環の機能的形態を比較するため．

デザイン　観察的研究

研究施設　北極近くのノルウェイのトロムス及び，オランダのアムステルダムにて．

参加者　5人の健康な志願者と2頭の成体トナカイ，グレード3の鼻ポ

リープの患者1名.

主要なアウトカム変数　鼻中隔粘膜の微小脈管及び下鼻甲介頭部の構造,赤血球動態,及び局所投与薬剤に対する微小循環のリアルタイム反応性.

結果　ヒトとトナカイの鼻の微小循環の類似性が明らかとなった.トナカイの鼻中隔粘膜のヘアピン状の毛細血管は,赤血球が豊富であり,灌流血管密度は20 (SD 0.7) mm/mm^{2}であった.散在性の腺窩あるいは腺様構造は,赤血球が豊富な毛細血管で囲まれている.これはヒトとトナカイの両者の鼻で確認された.健康な志願者に局所麻酔剤を投与し,血管収縮活性で鼻の微小血管の反応性を検証したところ,毛細血管の血流が直接的に中断した.鼻ポリープの患者では異常な微小血管構造が観察された.

結論　トナカイの鼻の微小循環は高密度に血管が発達しており,血管密度は25%とヒトより高い.つまり,ルドルフのあの有名なピカピカの真っ赤なお鼻は内因性の生理的特性であり,このお鼻がそりを引いている間の凍結を防止し,トナカイの脳の温度を調節する一助を担うという,極低温下でサンタクロースのソリをひく空飛ぶトナカイには不可欠な要素である,ということが明らかとなった.

謝辞　サンタクロースの熱心なサポートに感謝する.彼は,相棒ルドルフの謎を解明するのに,我々に負けず劣らずの熱心さであった.

3-1-1 「書く」へ広げる（本文155〜160頁）

①急性上部消化管出血への輸血戦略

②ランダム化試験では,上部消化管出血の患者においては,ヘモグロビンレベルが7 g/dLに低下するまで輸血を保留した方が,9 g/dLで輸血を開始するよりよい転帰となった.

あとがき

今日はお昼，ちゃんと食べました？

いやいや，別に認知症の問診をやろうというわけではありませんから，ご心配なく．

私は現在，事業所内の診療所に勤務しています．だからお昼は，定時に，社員食堂で，定食を，スタッフと一緒に，座って食べています．
でも，大学にいた頃はそうではありませんでした．

午前中の検査が予定時間をオーバーして終わったあと，急いで弁当を買い，病棟に戻り，医師勤務室で食べながら研修医から今日の新患について聞き，ペットボトルのお茶を立ち飲みしながら入院中の受け持ち患者のデータや画像をチェックし，必要な指示を出し，歯磨きもそこそこに午後の外来へ急ぐ，というのが平均的なお昼でした．
食べたんだか食べてないんだか，よくわかんないお昼ご飯でしたが，これが急変，急患ともなるともっと悲惨です．ほぼ飲まず食わずで，診察やら指示やら，あるいは患者さんやご家族への説明に奔走することになります．テンションMAXなのであまり空腹感は覚えないのですが，そうは言っても生き物．やっぱり，おなかは空きます．エネルギー切れで動けなくなっても困るし，なんと言っても大事な話の最中におなかがぐぐーって鳴るのだけは絶対避けたい！
そんな緊急事態のために，医師勤務室には，キットカットやアルファベットチョコなどひと口サイズのお菓子がたいてい置いてありました．これにどれだけ救われたことか！　通りすがりにひと口，指示票を書きながらひと口，患者さんやご家族にお話する前にひと口．

言うなれば，アウトドアや山登りでの「行動食」みたいなものです．とりあえず，次の「ひと区切り」まで倒れずたどり着けるように，仕事の流れを止めずにできる，最低限のエネルギー補給です．

この本でチャレンジしてもらった「読みトレ」も，ちょうどそんな感じです．

事業所勤務の産業医は，病院勤務でない分，どうしても最新の医学知識には疎くなりがちです．それじゃいけないと勉強を志しても，日々なんだかんだと忙殺されてなかなかまとまった時間は取れません．それをなんとかしようと始めてみたのが，「タイトル読み」でした．読むのに手間も時間もかからない．どれからでも始めることができて，どこで中断されても支障がない．じっくり読むこともできるし，取り急ぎざっと読むこともできる．とりあえず知識も増やせて英語力の足しにもなる．例えて言うなら，お昼のお弁当が食べられないときに小腹を満たす，一口チョコみたいな．よし，これだったら，通常業務をこなしながらでもできるかも．

実のところ，最初はあんまり期待していませんでした．だって，タイトルを読むだけですから．まあ，「やらないよりはましかな」と．
でも，やってみてびっくり．さすが一流医学誌の論文タイトル，「ひと口サイズなのに十分高カロリー」！
最先端を最深部まで，とはいきませんが，現実的に必要な知識を必要なだけ取り込むには十分すぎるほどでした．

自分の経験をもとに言います．これなら，お昼をいつも食べ損なっちゃう，忙しいドクターでもきっとできます．

ルーチンワークを転がしながら，論文タイトルひとかじり．

走りながら賢くなるワザを身につければ，向かうところ敵なしです．

本書の執筆にあたり，共著者の秋田カオリ先生には，今回もまた，大変お世話になりました．先生の，すばらしいアドバイスとあたたかいフォローで，なんとか本を書き終えることができました．本当にありがとうございました．またいつか，ご一緒にお仕事できることを心より願っております．また，中外医学社企画部の五月女謙一さん，同編集部の上村裕也さんにはひとかたならぬご尽力をいただきました．この場をお借りして厚く御礼申し上げます．

石野祐三子

＊　＊　＊　＊　＊

従来から科学・医学の分野では，情報をより早く手に入れるために，英語の論文に目を通す必要がありました．研究室に配属される学生たちの悩みといえば，まず『英語』であることは，今でも変わらないことだと思います．

ところがイマドキの人達の問題になるのは，英語に加えて，スマホや PC に流れ込んでくる情報の『量』にも対処できないと，必要な情報に辿り着くこともできない，という点でしょう．TOEIC で高得点を取りたい学生などに聞かれたことがあります．

「英語を早く読めるようにするにはどうしたらいいですか？」

単語や文法もさることながら，そのスピードが問われる時代なのです．当時の私のアドバイスと言えば，「とりあえずたくさん論文に目を通してみれば」という具合で，悩める学生さんに有効なアドバイスをすることができませんでした．

そんな中で今回，石野先生が研修医の方向けに紹介してくれるのが，一流論文のタイトル（題名）とアブストラクト（抄録）にざっと目を通す，という方法です．効果は石野先生も実証済み．実は，この仕事を通して英語の早読み能力が上がったことは，私も実感したところです．

え？　タイトルだけ？　とかアブスだけ飛ばし読みしてもねえ，と思う方もいるでしょう．とにかく実直にこの本にのっているタイトルとアブストラクトを飛ばし読みしてみてください（ご自身の専門分野のジャーナルからタイトルやアブストラクトを抜き出してトライ…と思う方もいるでしょうが，その時間が惜しい！　とりあえずこの本でざっと頭をならしてからでも遅くありませんよ）．必ずや，早読み効果が実感できる時が来ると思います．

今回も再び，石野祐三子先生の医学英語をマスターする王道（最新版）をご紹介できる機会に立ち会うことができて，大変うれしく，ありがたく思っています．今後も科学・医学界の情報化の進行が収まることはないでしょうから，またいつか，新デバイスを駆使した新しい英語マスターの方法の提案に，立ち会うことができればと思います．

最後になりますが，中外医学社企画部の五月女謙一さんと編集部の上村裕也さんには大変お世話になりました．よい本を作る機会を設けて頂き，このような形に完成できましたこと，この場を借りて御礼申し上げます．

秋田カオリ

索引

著者略歴

石野祐三子（いしの ゆみこ）

日産自動車健康保険組合栃木地区診療所院長，医学博士．
総合内科専門医，日本消化器病学会消化器病専門医，日本消化器内視鏡学会指導医，日本肝臓学会肝臓専門医，日本医師会認定産業医．
1990 年岡山大学医学部卒．自治医科大学内科レジデント，同消化器内科学講座助教を経て現職．専門は消化器内科学，特に上部消化管だが，産業医活動を通じて広く健康全般について取り組んでいる．
海外留学経験ゼロ．英検 1 級，TOEIC 930 点．趣味は語学．
著書に『治療薬イラストレイテッド—一目でわかる薬理作用と疾患別処方例（改訂版）』（分担執筆，羊土社），『「医学英語論文」わかりません !!』『「医学統計英語」わかりません !!』（秋田カオリとの共著，東京図書），『JMP による医療系データ分析—統計の基礎から実験計画・アンケート調査まで』（共著，東京図書），『速引！医学語ブック』（監修，東京図書）がある．

秋田カオリ（あきた）

1997 年東京農工大学大学院博士課程修了．博士（工学）．一生に一度は外国で研究生活をしたい！という思いを叶え，同年 6 月アリゾナ州立大学化学科に博士研究員として滞在し，成果が Nature に掲載される（Nature. 1999; 398: 492-5）．
訳書等に『うまい！と言われる科学論文の書き方』『完璧！と言われる科学論文の書き方』『大学生のための成功する勉強法』『成功する科学論文（構成・プレゼン編）』『成功する科学論文（ライティング・投稿編）』（共訳，丸善），『官能評価データの分散分析』（共訳，東京図書），『理科実験で科学アタマをつくる』（共著，ベレ出版）がある．

タイトルから読(よ)みトレ！
最速医学英語論文読解(さいそくいがくえいごろんぶんどっかい)パワーアップ術(じゅつ) ©

発　行　2013年11月20日　1版1刷

著　者　石 野 祐 三 子
　　　　秋 田 カ オ リ

発行者　株式会社　中外医学社
　　　　代表取締役　青 木　滋
　　　　〒162-0805 東京都新宿区矢来町62
　　　　電　話　(03) 3268-2701（代）
　　　　振替口座　00190-1-98814番

印刷・製本/横山印刷㈱　〈KS・HU〉
ISBN978-4-498-04814-0　Printed in Japan